家庭实用中医疗法图解系列

在家 看 图 做

刮痧

—— 王承明 顾晓华 田燕 编著 ——

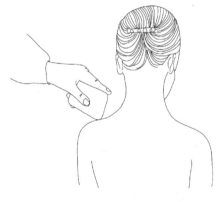

中国中医药出版社
·北京·

图书在版编目（CIP）数据

在家看图做刮痧／王承明，顾晓华，田燕编著．—北京：中国中医药出版社，2012.11（2015.1重印）

ISBN 978-7-5132-0948-9

Ⅰ．①在… Ⅱ．①王… ②顾… ③田… Ⅲ．①刮搓疗法－图解 Ⅳ．① R244.4-64

中国版本图书馆 CIP 数据核字（2012）第 111359 号

中 国 中 医 药 出 版 社 出 版

北京市朝阳区北三环东路 28 号易亨大厦 16 层

邮政编码 100013

传真 010 64405750

廊坊成基印刷有限公司印刷

各地新华书店经销

*

开本 880×1230 1/32 印张 8.25 字数 197 千字

2012 年 11 月第 1 版 2015 年 1 月第 3 次印刷

书 号 ISBN 978-7-5132-0948-9

*

定价 25.00 元

网址 www.cptcm.com

如有印装质量问题请与本社出版部调换

版权专有 侵权必究

社长热线 010 64405720

购书热线 010 64065415 010 64065413

书店网址 csln.net/qksd/

新浪官方微博 http://e.weibo.com/cptcm

内容提要

　　本书共分五章，详细介绍了刮痧疗法基础知识、刮痧疗法常用经穴、常见病的刮痧疗法、刮痧保健方法及刮痧美容美体方法。全书配有插图314幅，可以让您在家轻轻松松看图学会刮痧。

前言

　　人的身体健康是整个社会共同关注的话题，在当今社会越来越多的人开始寻求提高生存质量，注重自我保健，预防疾病，人们对保健知识的渴求越来越强烈，特别是非药物的保健方法，诸如按摩、刮痧、拔罐、针灸等深受广大人民群众的喜爱。但非医学专业的大多数读者不知什么是重点，因此，我们按照这个思路，将中国国粹——中医学中的"自然疗法"部分进行整理归纳，以直观形象图片配以文字说明，逐步介绍传统疗法操作。此种图片解析的形式为广大读者提供最直接、最便捷的指导。

　　刮痧疗法是一种广泛流传于民间的中医传统外治方法，是通过利用边缘光滑的工具如动物的角、石片、瓷器、竹木片、硬币，或用手、麻线、棉线等蘸取润滑剂在施术部位体表反复刮拭，使皮下出现充血或瘀血的红、紫、黑色痧斑来治疗疾病和保健的一种方法。由于这种治病方法操作简便安全、易学易用、经济有效、适用证广泛，因此千百年来一直在民间广泛流传，深受人民群众的欢迎。作者根据多年临床经验编写了《在家看图做刮痧》一书，其内容丰富，图文并茂，手把手教您家庭防病、治病、保健绝学。

　　本书共分五章，详细介绍了刮痧疗法基础知识、刮痧疗法常用经穴、常见病的刮痧疗法、刮痧保健方法及刮痧美容美体方法。适用于中医爱好者阅读，也是基层针灸科、康复科医务人员、保健服务行业的良好参考书。

　　本书第一章由王承明、顾晓华编写，第二章由王承明、田燕编写，第三、四、五章由田燕编写。另外，本书在编写过程中，白雅君、张超、周宏、刘永斌、王福、张丽、刘波、姜艳梅、张笑天、韩青、张朋、宋青为本书做了大量资料整理、文字处理工作，在此向他们表示衷心感谢！

编者

2012年8月

目　录

1
第一章
刮痧疗法基础知识

2
第二章
刮痧疗法常用经穴

3 第三章
常见病刮痧疗法

4 第四章
刮痧保健

5 第五章
刮痧美容美体

1

第一章
刮痧疗法基础知识

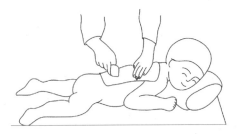

刮痧疗法的作用

刮痧疗法的工具

人体各部位的刮痧方法

刮痧后的反应及注意事项

第一节　刮痧疗法的作用

刮痧疗法对机体具有保健和治疗的作用。

◆ 保健作用

　　刮痧疗法的预防保健作用包括保健预防与疾病防变两类。刮痧疗法的作用部位是体表皮肤，皮肤是机体暴露于外的最浅表部分，直接接触外界，且对外界气候等变化起适应与防卫作用。皮肤之所以具有这些功能，主要依靠机体内卫气的作用。卫气强则护表能力强，外邪不易侵表，机体自可安康。

　　现代医学认为，刮痧的部位是经脉功能活动反映于体表的部位及内脏对应于体表的全息穴区。刮痧后，局部汗孔开泄，促进邪气外排，同时又可疏通经络、宣通气血、振奋阳气、补氧祛瘀、调理脏腑、提高机体的抗病能力。

◆ **治疗作用**

❶ **调整阴阳** 中医十分强调机体阴阳关系的平衡。刮痧对人体功能有双向调节作用，可改善和调整脏腑功能，使其恢复平衡。

❷ **信息调整** 人体的各个脏器都有其特定的生物信息，当脏器发生病变时有关的生物信息就会发生变化，而脏器生物信息的改变可影响整个系统乃至全身的机能平衡。刮痧通过各种刺激或各种能量传递的形式作用于体表的特定部位，产生一定的生物信息，通过信息传递系统输入到有关脏器，对失常的生物信息加以调整，从而起到对病变脏器的调整作用。这是刮痧治病和保健的依据之一。

❸ **活血祛瘀** 刮痧可调节肌肉的收缩和舒张，使组织间压力得以调节，并能促进刮拭组织周围的血液循环，增加组织的血流量，从而起到活血化瘀、去瘀生新的作用。

❹ **舒筋通络** 肌肉附着点和筋膜、韧带、关节囊等受损伤的软组织可发出疼痛信号，通过神经的反射作用，使有关组织处于警觉状态，肌肉的收缩、紧张直至痉挛便是这一警觉状态的反应，其目的是减少肢体活动，从而减轻疼痛，这是人体自然的保护反应。此时，若不及时治疗，损伤组织就会形成不同程度的粘连、纤维化或瘢痕化，从而加重病情。刮痧能够舒筋通络，消除疼痛病灶，在解除肌紧张，明显减轻疼痛症状的同时，也有利于病灶的恢复。

❺ **排除毒素** 刮痧过程可使局部组织形成高度充血，血管神经受到刺激使血管扩张，血流及淋巴液流动增快，细胞的吞噬作用及搬运力量增强，使体内废物、毒素加速排除，组织细胞得到营养，从而使血液得到净化，增强了全身抵抗力，可以减轻病势，促进康复。

第二节　刮痧疗法的工具

刮　痧　板

刮痧板是刮痧的主要器具。目前市面上有各种形状的刮痧板、集多种功能的刮痧梳。其中有水牛角制品，也有玉制品。水牛角质地坚韧，光滑耐用，来源丰富，加工简便，具有发散行气、清热解毒、活血化瘀的作用。玉则性味甘平，入肺经，润心肺，清肺热。

如图 1-1 为水牛角刮痧板，形状为长方形，长 10 厘米，宽 6 厘米，厚的一边厚度为 0.5 厘米，薄的一边为厚度 0.2 厘米。其边缘光滑，四角钝圆，宽侧的一边呈凹形。

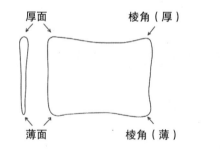
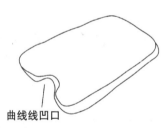

厚面　　棱角（厚）

薄面　　棱角（薄）　　曲线线凹口

图 1-1　水牛角刮痧板

刮痧板的薄面用于人体平坦部位的治疗刮痧，凹陷的厚面用于保健刮痧。半凹陷的一侧，用于刮按脊柱部位、四肢的手指、足趾等部位。钝圆的四角则用于按压经脉、穴位、疼痛敏感点等部位。

水牛角和玉制品的刮痧板，刮拭完毕后可用肥皂水洗净擦干或以酒精擦拭消毒。为防止交义感染，最好专人专板使用。水牛角刮痧板如长时间置于潮湿之地，或浸泡在水中，或长时间暴露于干燥的空气中，均可发生裂纹，影响其使用寿命。因此，刮痧板洗净后应立即擦干，最好放在塑料袋或皮套内保存。玉质板在保存时要避免磕碰，以防弄碎。

此外，民间还有一些较常用的刮具，如石器、陶器、苎麻、小蚌壳、硬币、木器板、棉纱线、头发等。

润 滑 剂

刮痧时，为了避免皮肤损伤，并且减少刮痧的阻力，增强刮痧的疗效，一般会在操作前，给刮痧部位涂上一层介质。常用的刮痧介质有特制的刮痧油、红花油、紫草油等有特殊功效的介质和刮痧专用的活血剂。如无特制的刮痧油可在皮肤表面涂上一层润滑剂，如香油、菜油、色拉油等均可。

第三节 刮痧板的应用及操作手法

持 板 法

操作时一手横握刮痧板，刮板一底边横靠手心部位，拇指与另外四指分别置于刮板两侧，手指弯曲，做到手感自如，用力适中，运板灵活。（图1-2）

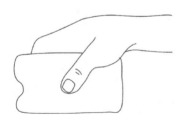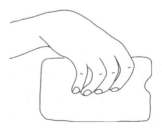

图1-2 持板法

刮拭角度

刮痧板与刮拭方向保持 45° 至 90° 进行刮痧。用力要均匀，由上而下或由中线向两侧刮拭。治疗病症时用刮板薄的一侧刮拭，保健强身时用其厚的一侧刮拭。（图 1-3）

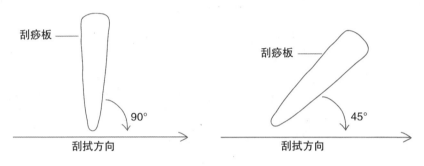

图 1-3 刮拭角度

刮拭方法

一手持刮痧板，蘸上刮痧油，在施术部位按一定方向刮拭，直至皮下呈现痧痕为止。刮拭时手腕要用力，且力度应均匀，同时要根据病情和病人的反应，随时调整刮拭力度，轻而不浮，重而不滞，以患者能耐受为度。

基本手法

❶ **面刮法** 一手持刮痧板，刮拭时刮板下缘的三分之一接触皮肤，向刮拭方向倾斜 30° ~ 60°，一般为 45°，手腕用力向同一方

向多次刮拭一定长度。该法适用于人体比较平坦部位的经络和穴位。（图 1-4）

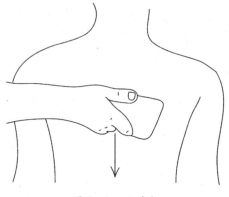

图 1-4 面刮法

❷ **角刮法** 用刮板角部在穴位上由上而下刮拭，刮板面与刮拭皮肤呈 45° 倾斜。该法适用于人体较小面积的刮拭，或体表沟、窝、凹陷处的刮拭。（图 1-5）

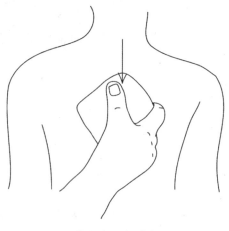

图 1-5 角刮法

❸ **点按法** 刮板部角与穴位呈 90° 垂直，由轻到重，逐渐加力按压，片刻后迅速抬起，使肌肉复原，多次重复，手法连贯。该法适用于人体骨骼凹陷处和无骨骼的软组织部位。（图 1-6）

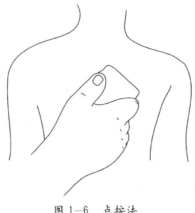

图 1-6 点按法

❹ **拍打法** 拍打前应在拍打部位涂上润滑油，然后用刮板一端的平面拍打体表部位的经穴。该法适用于人体四肢，特别是肘窝和腘窝处，可治疗四肢疼痛、麻木和心肺疾病。（图 1-7）

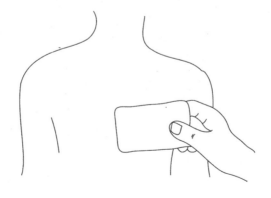

图 1-7 拍打法

❺ **按揉法** 将刮板角部与皮肤呈 20° 倾斜按压在穴位上，做柔和的旋转运动。刮板角平面始终不可离开所接触的皮肤，速度较慢，按揉力度应深透至皮下组织或肌肉。该法适用于对脏腑有调节和强壮作用的穴位。（图 1-8）

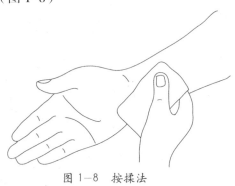

图 1-8　按揉法

❻ **厉刮法** 将刮板角与皮肤呈 90° 垂直刮拭，刮板始终不可离开皮肤，来回往返刮拭较短长度（约 1 寸）。该法适用于头部全息穴区。（图 1-9）

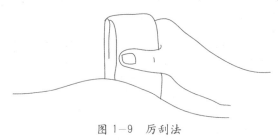

图 1-9　厉刮法

❼ **长刮法** 用刮板由上而下循经刮拭，用力均匀轻柔、平稳和缓、连续不断。刮拭面宜长，一般从肘膝关节部位刮至趾尖。该法适用于对经络进行整体调理的刮痧治疗和放松肌肉、消除疲劳的保健刮痧。（图 1-10）

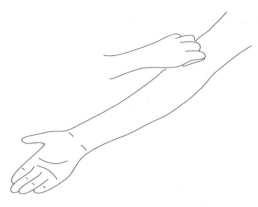

图 1-10 长刮法

刮痧的补泻手法

刮痧的补泻手法有补法、泻法和平补平泻法。补泻作用取决于刮拭力量的轻重、时间的长短、刮拭的方向等诸多因素。

◆ 补法

❶ 特点 　按压力度小，速度较慢，刺激时间较长。

❷ 功能 　激发人体的正气，使衰退的功能恢复旺盛。

❸ 应用 　适用于年老体弱、久病重病和体形瘦弱之虚证患者。

◆ 泻法

❶ 特点 　按压力度大，速度较快，刺激时间较短。

❷ 功能 　疏泄病邪，抑制功能亢进。

❸ 应用 　适用于年轻力壮、新病急病和体形壮实的患者。

◆ 平补平泻法

也称平刮法，介于补法和泻法之间。常用于日常保健和虚、实两证兼具患者的治疗，应用时应根据患者的病情和体质灵活选择。该法有如下三种刮拭手法：

❶ 按压力度大，速度较慢。

❷ 按压力度小，速度较快。

❸ 按压力度中等，速度适中。

另外，选择痧痕点个数少者为补法，选择痧痕点个数多者为泻法。刮拭的方向顺经脉运行方向者为补法，刮拭的方向逆经脉运行方向者为泻法。刮痧后加温灸者为补法；刮痧后加拔罐者为泻法。

第四节　刮痧方法

按照操作者所用刮具的不同，刮痧方法可分为刮痧法（用刮具）、撮痧法（用手指）、挑痧法（用针具）和放痧法（用针具）。应根据病情选用相应的刮痧方法，以达到最佳刮痧治疗效果。

刮 痧 法

是用刮痧器具蘸取刮痧介质后在患者体表的特定部位反复刮拭，使皮肤出现"痧痕"的一种操作方法，其在刮痧疗法中最为常用。操作时要按顺序进行刮拭，刮拭时用力要均匀，一般采用腕部力量，同时要根据患者的反应随时调整刮拭的力量以达到预期的治疗效果。根据临床应用不同，分为直接刮法和间接刮法两种。

❶ **直接刮法**　患者取坐位或俯伏位，施术者用热毛巾擦洗患者

被刮部位的皮肤，均匀地涂上刮痧介质。然后持刮痧工具，在刮拭部位进行刮拭，以刮出出血点为止。该法多用于体质比较强壮的患者。（图 1–11）

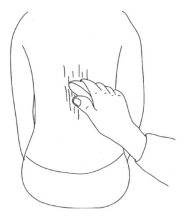

图 1–11 直接刮法

❷ **间接刮法** 先在患者将要刮拭的部位放一层薄布，然后再用刮拭工具在布上刮拭，使局部皮肤发红、充血，呈现出斑点来。间接刮法可保护皮肤，适用于儿童、年老体弱、高热、中枢神经系统感染、抽搐、某些皮肤病患者。（图 1–12）

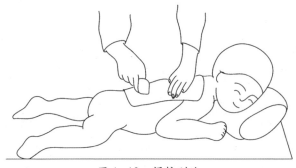

图 1–12 间接刮法

撮 痧 法

是指施术者用手指代替刮具，在患者体表的一定部位，用手指扯、挟、挤、抓直至出现红紫痧痕为止的一种方法。根据不同的指法和力度可分为扯痧法、挟痧法、挤痧法和抓痧法。

❶ 扯痧法　用食指、大拇指提扯患者的皮肤和一定的部位，使表浅的皮肤和部位出现紫红色或暗红色的痧点。此法力度较大，具有发散解表、通经疏郁的功效，力度以患者能忍受为度。该法多用于头部、颈项、背部、面部的太阳穴和印堂穴。（图 1-13）

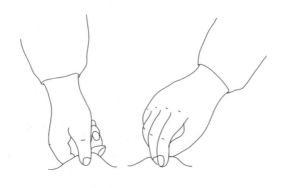

图 1-13　扯痧法

❷ 挟痧法　施术者五指屈曲，用食、中指的第二指节对准撮痧部位，把皮肤与肌肉挟起，然后松开，这样一挟一放，反复进行，并连连发出"叭叭"声响。在同一部位可连续操作 6～7 遍，这时被挟起的部位就会出现痧痕。由于揪的作用对皮肤有较强的牵引力，所以常引起局部或全身反应，使施术部位的皮肤潮红，且稍有疼痛感，但痧被揪出，局部出现瘀血后，患者就会感到周身舒展。该法

多选择在腧穴上，具有通经活络、活血止痛、调和阴阳、引血下行的功效。适用于皮肤张力不大的头部及腹、颈、肩、背等处。（图1-14）

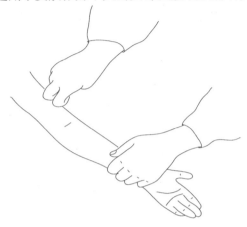

图1-14 挟痧法

❸ **挤痧法** 施术者用两手食、拇指或单手食、拇两指，在疼痛的部位用力挤压，连续挤出一块块或一小排紫红色痧斑为止。该法多选用体表腧穴来操作，一般用于头额部位。（图1-15）

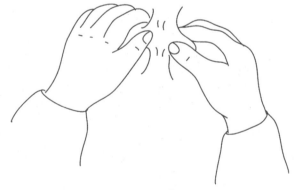

图1-15 挤痧法

❹ **抓痧法**　施术者以拇指、食指和中指三指对抗用力，在患者撮痧部位体表游走，交替、反复、持续、均匀地提起施治的部位或穴位。被着力的局部在指的不断对合转动下提夹，以手指的自然滑动，使皮肉自指滑行移动，至出现痧痕为止。该法具有疏通经络、健脾和胃、调和气血、行气活血之功效。（图1–16）

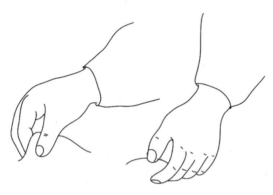

图1–16　抓痧法

挑痧法

是用针具在人体体表的一定部位或穴位上，刺入皮下挑断纤维丝或挤出点滴瘀血来治疗疾病的方法。

先用酒精棉球消毒挑刺部位，用左手捏起挑刺部位的皮肉，右手持三棱针，对准部位，将针横向刺入皮肤，挑破皮肤约0.2～0.3厘米后，再深入皮下，挑断皮下白色纤维组织或青筋，有白色纤维组织的地方，挑尽为止。如果有青筋，每点就要挑3下，同时，要用双手挤出瘀血。施术后，一定要注意用碘酒消毒，敷上无菌纱布，并用胶布固定。该法主要用于头、颈、胸、腰背和四肢等处，可治疗暗痧、宿痧、郁痧、闷痧等病症。（图1–17）

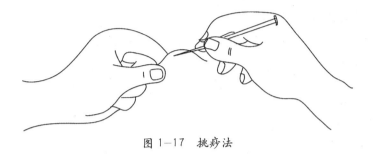

图 1-17 挑痧法

放 痧 法

与挑痧法基本相似，但多用于重症急救。该法具有清泻痧毒、通脉开窍、急救复苏等功效，主要用于四肢末端穴位、口腔内穴位、五官部位的部分穴位以及一些不能施以刮痧法的部位，或是为了增强效果而配合使用。本法刺激性强，具有清泻痧毒、通脉开窍、急救复苏等功效，多用于重症急救。放痧法分为泻血法和点刺法两种。

❶ 泻血法 常规消毒，左手拇指压在被刺部位的下端，上端用橡皮管结扎，右手持三棱针对准被刺部位的静脉，迅速刺入静脉中 1.5～3 毫米深，然后出针，使其流出少量血液，出血停止后，用消毒干棉球按压针孔。当出血时，也可轻按静脉上端，以助瘀血排出，使毒邪得泄。该法适用于肘窝、腘窝及太阳穴等处的浅表静脉，可用以治疗中暑、急性腰扭伤、急性淋巴管炎等病。（图 1-18）

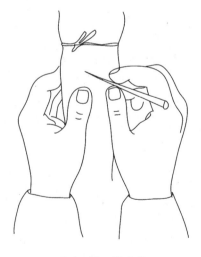

图 1-18 泻血法

❷ **点刺法**　针刺前先推按被刺部位，使血液积聚于针刺部位，经常规消毒后，左手拇、食、中三指夹紧被刺部位或穴位的皮肉，右手持针，对准穴位迅速刺入 2 ~ 5 毫米深，随即将针退出，轻轻挤压针孔周围，使少量出血，然后用消毒干棉球按压针孔。该法多用于手指或足趾末端穴位，如十宣穴、十二井穴和头面部的太阳穴、印堂穴、攒竹穴、上星穴等。（图 1-19）

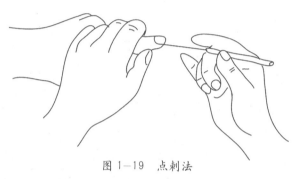

图 1-19　点刺法

第五节　刮痧时患者的体位

和针灸、拔罐等疗法一样，刮痧也需要安排好患者治疗时的体位，以便使病人在治疗过程中舒适、安全，并便于施术者操作，提高治疗效果。另外还应根据患者的年龄、体质等情况综合考虑。一般老人、体弱久病者、小儿、妇女等或初次接受刮痧治疗者，应首选卧位治疗。

仰　卧　位

患者面部朝上，平卧于床上，暴露腹部及上肢内侧部。适用于刮拭头部、胸部、腹部和上肢内侧、前侧，下肢前侧及外侧等部位或穴位。（图 1-20）

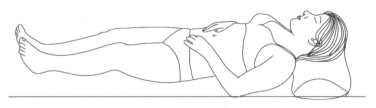

图 1-20　仰卧位

俯 卧 位

患者面部朝下平卧于床上，适用于刮拭背部、腰骶部和下肢后面及足底部等部位或穴位。（图 1-21）

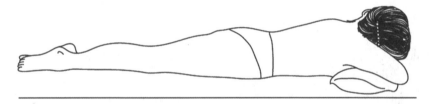

图 1-21　俯卧位

侧 卧 位

患者面部朝向一侧，两膝微微屈曲，身体侧卧。适用于刮拭一侧的面部、肩胛部、四肢的外侧部和胸部肋间隙、背部肋间隙及身体侧面穴位。（图 1-22）

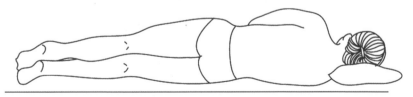

图 1-22　侧卧位

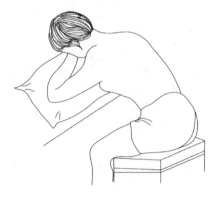

图 1-23　俯伏坐位

俯伏坐位

　　患者俯伏而坐，暴露后背及项部，适用于刮拭脊柱两侧、头颈的后面、肩胛部、背部、腰骶部以及臀部等部位或穴位。（图1-23）

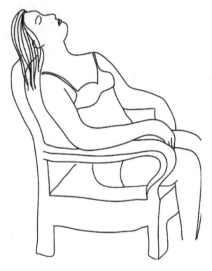

图 1-24　仰靠坐位

仰靠坐位

　　患者仰首靠坐于椅子上，暴露下颌缘以下、喉骨等部位。适用于刮拭头面部、颈前及喉骨两旁、胸部肋骨间隙等部位或穴位。（图1-24）

第六节　人体各部位的刮痧方法

整体刮拭的顺序是自上而下,先头部、背部、腰部或胸部、腹部,后四肢。背部、腰部及胸部、腹部可根据病情决定刮拭的先后顺序。每个部位一般先刮阳经,再刮阴经,先刮拭身体左侧,再刮拭身体右侧。

头部刮痧法

◆ 功效

刮拭头部具有改善头部血液循环、疏通全身阳气的功效。经常刮拭头部可以预防和治疗脑栓塞、脑血管意外后遗症、头痛、眩晕、神经衰弱、记忆力减退、感冒、脱发、高血压等疾病。

◆ 刮拭方法

头部有头发覆盖,刮拭前不需涂润滑油,采用平补平泻法刮拭。为了增强效果,可用刮板薄面边缘、棱角或梳状刮板刮拭。每个部位刮拭约 30 次,刮至头皮有发热感为止。(图 1-25)

第一步　刮拭头部两侧 [图 1-25 (1)、图 1-25 (2)]

从头部两侧太阳穴开始至风池穴,经过的穴位有头维、颔厌、悬颅、悬厘、率谷、天冲、浮白、脑空等。

第二步　刮拭前头部 [图 1-25 (3)]

从百会穴开始至头前发际,经过的穴位有前顶、通天、囟会、上星、神庭、承光、五处、曲差、正营、当阳、头临泣等。

第三步　刮拭后头部 [图 1-25 (4)]

从百会穴开始到头后发际，经过的穴位有后顶、络却、强间、脑户、玉枕、脑空、风府、哑门、天柱等。

第四步 刮拭全头部 [图 1-25 (5)、图 1-25（6）、图 1-25（7）、图 1-25（8）]

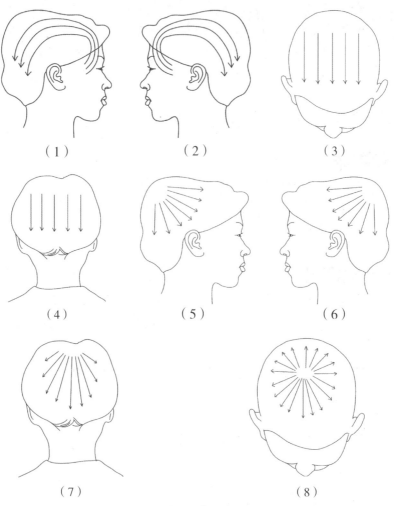

（1）   （2）   （3）

（4）   （5）   （6）

（7）   （8）

图 1-25 头部刮痧方法

以百会为中心呈放射状的方向向全头部刮拭。经过全头穴位和运动区、感觉区、言语区、晕听区、视区、胃区、胸腔区、生殖区等。

◆ 注意事项

❶ 刮拭时，施术者一手持刮板，另一手应扶住患者头部，保持头部刮拭时的稳定。

❷ 若刮拭局部有痛、酸、胀、麻等感觉，是正常现象，坚持刮拭即可消失。

面部刮痧法

◆ 功效

面部刮拭具有美容、养颜、祛斑、防衰老的功效。可用于治疗眼病、鼻病、耳病、面瘫、痤疮、口腔疾病等。

◆ 刮拭方法

根据肌肉的走向，从眼、鼻、口的中线向面部两侧刮拭，手法宜轻柔缓慢，切勿用重力大面积刮拭。（图 1-26）

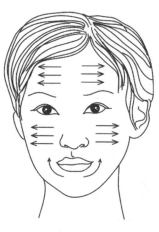

图 1-26　面部刮痧方法

第一步　刮拭前额部

前额由正中线分开，两侧分

别由内向外刮拭。前额包括前发际与眉毛之间的皮肤。经过的穴位有印堂、攒竹、鱼腰、丝竹空等。

第二步　刮拭两颧部

承泣至巨髎，迎香至耳门、耳宫的区域分别由内向外刮拭，经过的穴位有承泣、四白、颧髎、巨髎、下关、听宫、听会、耳门等。

第三步　刮拭下颌部

以承浆为中心，分别由内向外上刮拭。经过的穴位有承浆、地仓、大迎、颊车等。

◆ 注意事项

❶ 面部刮拭宜用补法，禁用泻法。

❷ 面部刮拭不需要涂抹活血油。若需湿润可用水蒸气或清水（温热最佳）湿润脸部皮肤。

❸ 面部刮拭宜用刮板棱角或前缘 1/3 的部位刮拭，便于掌握刮拭部位且不损伤皮肤。

❹ 面部刮拭以疏通经络、促进血液循环为主，不必出痧。

❺ 面部刮痧宜采用时间短、力量轻而次数多即一天数次的刮拭方法。

颈部刮痧法

◆ 功效

刮拭颈部可治疗颈、项病变如颈椎病，还可治疗脑部、眼睛、咽喉等病症，如感冒、头痛、咽炎、近视等。

◆ **刮拭方法**

可刮拭颈部正中线和两侧。（图 1-27）

第一步　刮拭颈部正中线（督脉颈部循行部分）

从哑门穴开始至大椎穴。

第二步　刮拭颈部两侧到肩上

从风池穴开始至肩井、巨骨穴。经过的穴位包括肩中俞、肩外俞、天髎、秉风等。

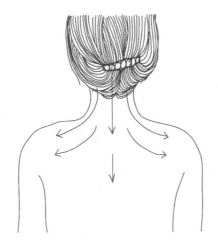

图 1-27　颈部刮痧方法

◆ **注意事项**

❶ 颈部正中线（督脉颈部循行部分）刮痧时尤其在第 7 颈椎大椎穴处，用补法刮拭，用力切不可过重，手法要轻柔。如患者颈椎棘突突出，也可用刮板棱角点按在两棘突之间刮拭。

❷ 刮拭颈部两侧到肩上时，一般应尽量拉长刮拭，即从风池穴一直刮到肩井附近，中途不可停顿。由于颈部到肩上的肌肉比较丰富，一般用平补平泻手法较多，即用力量重、频率慢的手法。

背部刮痧法

◆ 功效

刮拭背部可以治疗全身五脏六腑的病症，如肺俞可治疗肺疾病，如咳嗽、支气管哮喘、肺气肿等。刮拭心俞可治疗心脏疾病，如冠心病、心律失常、心绞痛、心肌梗死等。

◆ 刮拭方法

刮拭方向一般为由上而下，通常先刮后背正中线的督脉，再刮两侧的膀胱经和夹脊穴。（图1-28）

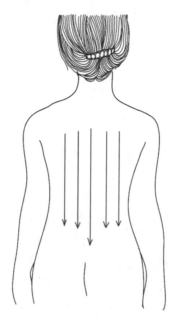

图1-28　背部刮痧方法

第一步　刮拭背部正中线（督脉胸椎、腰椎和骶椎循行部分）

从大椎穴刮至长强穴。

第二步　刮拭背部两侧（包括胸椎、腰椎和骶椎两侧）

主要刮拭背部足太阳膀胱经循行的路线即脊椎旁开 1.5 寸和 3 寸的位置。

◆ **注意事项**

❶ 背部正中线（督脉背部循行部分）刮拭时用补法，手法应轻柔，切不可用力过重，以免伤害脊椎。身体瘦弱脊椎棘突突出者，可由上向下用刮板棱角点按两棘突之间刮拭。

❷ 背部两侧刮拭可视病人体质、病情用泻刮或平补平泻的刮法，用力均匀，尽量拉长刮拭。

❸ 背部刮痧不但可以治病而且可以诊断疾病。如刮拭背部在心俞部位出现明显压痛，或出现大量痧斑，即表示心脏有病变或预示心脏即将出现问题。

胸部刮痧法

◆ **功效**

胸部刮痧可用于预防和治疗妇女乳腺小叶增生、乳腺炎、乳腺癌等。还可治疗心、肺疾病，如冠心病、心绞痛、心律不齐、慢性支气管炎、支气管哮喘、肺气肿等。

◆ **刮拭方法**

胸部正中线任脉天突穴到膻中穴，应用刮板角部由上而下刮拭；胸部两侧应向左右（先左后右）用刮板整个边缘由内而外沿肋骨走向刮拭；中府穴应用刮板角部由上而下刮拭。（图 1-29）

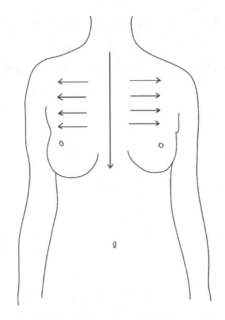

图 1-29 胸部刮痧方法

第一步 刮拭胸部正中线（任脉胸部循行部分）
从天突穴经膻中至鸠尾穴，从上向下刮。
第二步 刮拭胸部两侧
从正中线由内向外刮拭。

◆ **注意事项**

❶ 刮拭胸部正中线时应用力轻柔，不可用力过重。

❷ 胸部两侧刮拭一般用平补平泻法或补法。对于久病、体弱胸部肌肉瘦削的患者，刮拭时可用刮板棱角沿着两肋间隙之间刮拭。

❸ 妇女乳头处禁刮。

腹部刮痧法

◆ 功效

刮拭腹部主治肝胆、脾胃、肾与膀胱、大肠、小肠的病变。如慢性肝炎、胆囊炎、胃与十二指肠溃疡、胃痛、呕吐、消化不良、慢性肾炎、前列腺炎、便秘、泄泻、月经不调、卵巢囊肿、更年期综合征等。

◆ 刮拭方法

由上而下刮拭，用刮板一边三分之一边缘，从左侧依次排刮至右侧，有内脏下垂的患者应由下而上刮拭。（图 1-30）

第一步　刮拭腹部正中线（腹部任脉循行部分）

从鸠尾穴至水分穴，从阴交穴至曲骨穴。

第二步　刮拭腹部两侧

从幽门、不容、日月向下，经天枢、肓俞至气冲、横骨。

◆ 注意事项

❶ 脐中即神阙穴禁止涂刮痧油和刮痧。

❷ 空腹或饭后半个小时以内禁止在腹部刮拭。

❸ 肝硬化腹水、胃出血、腹部新近手术、肠穿孔等禁止刮拭腹部。

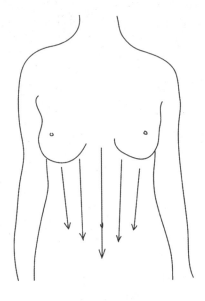

图 1-30　腹部刮痧方法

四肢刮痧法

◆ 功效

四肢刮拭可治疗全身病症，如刮拭手太阴肺经主治肺脏病症，刮拭足阳明胃经主治消化系统病症。刮拭四肢肘、膝以下穴位可治疗全身疾病。

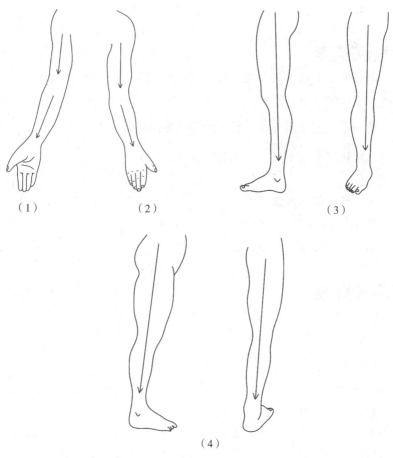

（1）　　　　　（2）　　　　　　　　（3）

（4）

图 1-31　四肢刮痧方法

◆ 刮拭方法

由近端向远端刮拭，下肢静脉曲张及下肢浮肿患者，应从肢体末端向近端刮拭。关节骨骼凸起部位应顺势减轻力度。（图 1–31）

第一步　刮拭上肢内侧部 [图 1–31 (1)]

从上向下经过手太阴肺经、手厥阴心包经、手少阴心经刮拭。

第二步　刮拭上肢外侧部 [图 1–31(2)]

从上向下经过手阳明大肠经、手少阳三焦经、手太阳小肠经刮拭。

第三步　刮拭下肢内侧部 [图 1–31(3)]

从上向下经过足太阴脾经、足厥阴肝经、足少阴肾经刮拭。

第四步　刮拭下肢前面部、外侧部、后面部 [图 1–31(4)]

从上向下经过足阳明胃经、足少阳胆经、足太阳膀胱经刮拭。

◆ 注意事项

❶ 四肢刮拭应尽量拉长，遇到关节部位不可强力重刮。

❷ 下肢静脉曲张、水肿患者，刮痧时应从下向上刮拭。

❸ 四肢有急性骨关节创伤、挫伤的部位不宜刮痧。

❹ 四肢皮下有不明原因的包块、感染病灶、皮肤溃破、痣瘤等处，应避开刮拭。

膝关节刮痧法

◆ 功效

膝关节刮痧可治疗膝关节疾病，如风湿性关节炎、增生性膝关节炎、膝关节韧带损伤、肌腱劳损、髌骨软化等。另外刮拭膝关节对腰背部疾病、胃肠疾病有一定的疗效。

◆ **刮拭方法**

第一步　刮拭膝眼部 [图 1-32 (1)]

用刮板棱角先点按下肢内外两膝眼凹陷处，然后向外刮出。

第二步　刮拭膝关节前部 [图 1-32 (2)]

膝关节以上部分从伏兔穴经阴市穴刮至梁丘穴，膝关节以下部分从犊鼻穴刮至足三里穴。

第三步　刮拭膝关节内外侧部 [图 1-32 (3)]

膝关节内侧部从血海穴刮至阴陵泉穴，膝关节外侧部从膝阳关穴刮至阳陵泉穴。

第四步　刮拭膝关节后部 [图 1-32 (4)]

从殷门穴刮至委中、委阳穴。

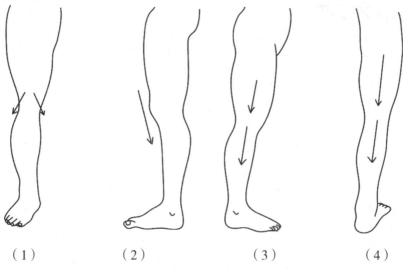

（1）　　　　　（2）　　　　　（3）　　　　　（4）

图 1-32　膝关节刮痧方法

◆ **注意事项**

❶ 膝关节结构复杂，刮痧时宜用刮板棱角刮拭，以利于正确掌握刮痧的部位、方向，而不致损伤关节。

❷ 膝关节内积水的患者，不宜局部刮痧，可选用远端部位或穴位刮拭。

❸ 膝关节后方及下端刮痧时易起痧疱，起疱时宜轻刮或遇曲张之静脉可改变方向，由下向上刮。

❹ 年老体弱、关节畸形、肌肉萎缩者宜用补刮法，即力量小、速度慢的刮法刮拭。

第七节 刮痧的取穴方法

正确取穴是提高刮痧疗效的关键，因此应熟练掌握腧穴的定位及取穴方法。

骨度分寸定位法

骨度分寸定位法是指以骨节为主要标志，测量人体不同部位的长度，作为量取穴位标准的方法。骨度分寸法有横寸和直寸之分。特定部位的骨度分寸只能作为取该部位穴位所用。骨度分寸定位法是人体腧穴定位的基本方法，常用的骨度折量寸见图 1–33 和表 1–1

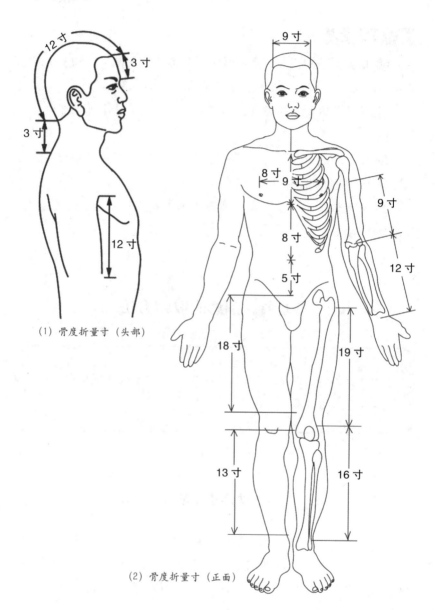

(1) 骨度折量寸（头部）

(2) 骨度折量寸（正面）

图 1-33 常用的骨度折量寸

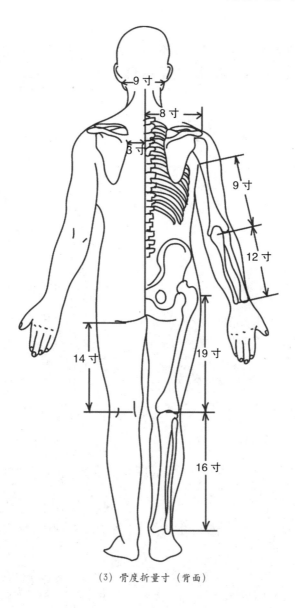

(3) 骨度折量寸 (背面)

图 1—33 常用的骨度折量寸

表 1—1　　　　　常用的骨度折量寸表

部位	起止点	折量寸	度量法	说明
头 面 部	前发际正中至后发际正中	12	直寸	用于确定头部经穴的纵向距离
	眉间（印堂）至前发际正中	3	直寸	——
	第7颈椎棘突下（大椎）至后发际正中	3	直寸	用于确定前发际或后发际及头部经穴的纵向距离
	眉间（印堂）至后发际正中第7颈椎棘突下（大椎）	18	直寸	
	前两额发角（头维）之间	9	横寸	用于确定头前部经穴的横向距离
	耳后两乳突（完骨）之间	9	横寸	用于确定头后部经穴的横向距离
胸 腹 胁 部	胸骨上窝（天突）至胸剑联合中点（歧骨）	9	直寸	用于确定胸部任脉经穴的纵向距离
	胸剑联合中点（歧骨）至脐中	8	直寸	用于确定上腹部经穴的纵向距离
	脐中至耻骨联合上缘（曲骨）	5	直寸	用于确定下腹部经穴的纵向距离
	两乳头之间	8	横寸	用于确定胸腹部经穴的纵横向距离
	腋窝顶点至第11肋游离端（章门）	12	直寸	用于确定胁肋部经穴的纵向距离
背 腰 部	肩胛骨内缘（近脊柱侧点）至后正中线	3	横寸	用于确定背腰部经穴的横向距离
	肩峰缘至后正中线	8	横寸	用于确定肩背部经穴的横向距离
上 肢 部	腋前、后纹头至肘横纹（平肘尖）	9	直寸	用于确定上臂部经穴的纵向距离
	肘横纹（平肘尖）至腕掌（背）侧横纹	12	直寸	用于确定前臂部经穴的纵向距离
下 肢 部	耻骨联合上缘至股骨内上髁上缘	18	直寸	用于确定下肢内侧足三阴经穴的纵向距离
	胫骨内侧髁下方至内踝尖	13	直寸	——
	股骨大转子至腘横纹	19	直寸	用于确定下肢外后侧足三阳经穴的纵向距离（臀沟至腘横纹相当14寸）
	腘横纹至外踝尖	16	直寸	用于确定下肢外后侧足三阳经穴的纵向距离

解剖标志定位法

解剖标志定位法是以人体表面具有特征的解剖标志为依据，来确定穴位位置的方法。人体的解剖标志有固定标志和活动标志两种。

❶ **固定标志** 指人体的五官、毛发、指（趾）甲、肚脐、乳头、骨节的突起和缝隙、肌肉的隆起和凹陷等不受人体活动影响的固定不移的标志。

❷ **活动标志** 指人体的皮肤、肌肉、关节等随着一定的活动而出现的标志，在临床上可用来作为定位取穴的依据。

手指同身寸定位法

手指同身寸定位法以患者手指的长度或宽度为标准来测定腧穴位置的方法，简称指寸法。常用的指寸法有中指同身寸、拇指同身寸和横指同身寸3种，如图1-34。

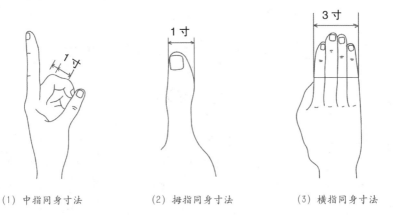

(1) 中指同身寸法　　　　(2) 拇指同身寸法　　　　(3) 横指同身寸法

图 1-34　手指同身寸取穴法

❶ **中指同身寸法**　是以患者的中指中节屈曲时内侧两端纹头之间作为1寸，可用于测量四肢腧穴的直寸和背部腧穴的横寸。

❷ **拇指同身寸法**　是以患者拇指指关节的横度作为1寸，亦适用于四肢腧穴的直寸。

❸ **横指同身寸法**　将患者的食指、中指、无名指和小指并拢，以中指中节横纹处为准，四指横量作为3寸。用于测量四肢腧穴的直寸和胸腹部腧穴的横寸。

简便定位法

简便定位法是临床上常用的一种简便易行的腧穴定位方法，常作为一种辅助方法使用，只适用于少量腧穴的测量定位。如两手虎口自然平直交叉在食指尽端到达处取列缺；立正姿势，垂手中指端取风市；手半握拳，以中指的指尖切压在掌心的第二横纹上取劳宫穴等。

第八节　刮痧后的反应及注意事项

刮痧后的反应

刮痧治疗后，由于病情不同，刮拭局部可以出现不同颜色、不同形态的痧。皮肤表面痧的颜色有：鲜红色、暗红色、紫色及青黑色。痧的形态有：散在的、密集的或斑块状的。湿邪重者多出现水疱样痧。皮肤下面深层部位的痧多为大小不一的包块状或结节状。深层痧表面皮肤隐约可见青紫色。刮痧治疗时，出痧局部皮肤有明显的发热感。

刮痧治疗后大致半个小时，皮肤表面的痧逐渐融合成片。深部包块样痧慢慢消失，并逐渐由深部向体表扩散。12 个小时左右，包块样痧表面皮肤逐渐呈青紫色或青黑色。深部结节状痧消退缓慢，皮肤表面的痧 12 个小时左右也逐渐呈青紫色或青黑色。

刮痧后 24 ~ 48 小时内，出痧表面的皮肤在触摸时有疼痛感，出痧严重者局部皮肤表面微发热。如刮拭手法过重或刮拭时间过长，体质虚弱患者会出现暂时的疲劳反应，严重者 24 小时内会出现低热，一般休息后即可恢复。

刮出的痧一般 5 ~ 7 天即可消退。痧消退的时间与出痧部位、痧的颜色和深浅有关系。胸背部的痧、上肢的痧、颜色浅的痧及皮肤表面的痧消退较快，下肢的痧、腹部的痧、颜色深的痧以及皮下深部的痧消退较慢。阴经所出的痧较阳经所出的痧消退得慢，慢者一般延迟到 2 周左右消退。

刮痧的适应证与禁忌证

◆ 适应证

刮痧疗法临床应用范围广泛，适用于内、外、妇、儿、五官等科和各系统疾病的治疗，还有预防疾病和保健强身的功效。

❶ **内科病症** 感冒，脑血栓，咳嗽，哮喘，胃痛，呕吐，腹痛，便秘，腹泻，失眠，头痛，眩晕，水肿，痹证，痿证，内伤发热及虚劳等。

❷ **外科病症** 急性扭伤，风寒湿邪引起的各种软组织疼痛，坐骨神经痛，肩周炎，慢性腰痛，落枕，风湿性关节炎，颈椎、腰椎、膝关节骨质增生，股骨头坏死，痔疮，皮肤瘙痒，荨麻疹，痤疮，湿疹，

脱发等。

❸ **妇科病症** 月经不调，痛经，闭经，带下病，盆腔炎，外阴瘙痒，乳腺增生，各种产后病等。

❹ **儿科病症** 食欲不振，营养不良，消化不良，发育迟缓，感冒发热，腹泻，遗尿，小儿麻痹症，小儿疳积，惊风呕吐等。

❺ **五官科病证** 白内障，青光眼，假性近视，迎风流泪，耳聋耳鸣，鼻炎，牙痛，急慢性咽炎，急慢性扁桃体炎，急性结膜炎，口腔溃疡等。

❻ **保健强身** 养颜美容，减肥保健，消除疲劳，促进病后恢复等。

◆ 禁忌证

❶ **疾病**

1）严重心脑血管疾病、肾功能不全、全身浮肿者禁止刮痧。

2）接触性皮肤病传染者禁止刮痧。

3）白血病患者若血小板减少应慎刮。

❷ **部位**

1）孕妇的腹部、腰骶部禁止刮痧。

2）体表有疖肿、破溃、疮痈、斑疹和不明原因包块处禁止刮痧。

3）急性扭伤、创伤的疼痛部位或骨折部位禁止刮痧。

4）眼睛、口唇、舌体、耳孔、鼻孔、乳头、肚脐等部位禁止刮痧。

5）新发生的骨折患部不宜刮痧。

6）外科手术疤痕处两个月内不可局部刮痧。

7）原因不明的肿块及恶性肿瘤部位禁止刮痧。

❸ **患者**

1）出血倾向者禁止刮痧。

2）过度饥饱、过度疲劳、醉酒者不可接受重力、大面积刮痧。

3）饭前、饭后1小时内不宜进行刮痧。

刮痧操作注意问题

◆ 术前

❶ 刮痧应选在宽敞明亮的室内，施术时应注意避风、保暖，若室温较低，则应少暴露部位。夏季不可在电扇前或有过堂风处刮痧，冬季应避寒冷和风口。

❷ 检查刮痧器具是否有损伤，并应对其进行清洁和消毒，施术者的双手也应保持清洁。

❸ 患者选择舒适的刮痧体位，充分暴露刮痧部位的皮肤，并擦洗干净。

◆ 术中

❶ 刮痧时，应注意基本操作，特别是手持刮板的方法，治疗时刮板厚的一面对手掌，保健时刮板薄的一面对手掌。

❷ 刮痧时，应找准敏感点（或得气点），这种敏感点因人或病情而异。此外，还应保持用力均匀并掌握正确的补泻手法，力度因人或病情而异。

❸ 刮痧部位应根据病情来选择，一般情况下，每个部位可刮2～4条或4～8条血痕，每条血痕长6～9厘米。按部位不同，血痕可刮成直条或弧形。前一次刮痧部位的痧斑未退之前，不可在原处进行再次刮拭出痧。

❹ 用泻法或平补平泻法进行刮痧，每个部位一般应刮3～5分

钟；用补法进行刮痧，每个部位一般应刮 5 ~ 10 分钟。夏季室温过高时，应严格控制刮痧时间。对于保健刮痧，并无严格的时间限制，自我感觉良好即可。再次刮痧时间需间隔 3 ~ 6 天，以皮肤上痧退为标准。

❺ 刮痧过程中应一边刮拭一边观察患者的反应变化，并不时与患者交谈，以免出现晕刮情况。如遇晕刮者，应立即停止刮痧，嘱其平卧，休息片刻，并饮热糖水，一般会很快好转。若不奏效，可采用刮百会、内关、涌泉等穴位以急救。

❻ 刮痧时，出痧多少受多种因素影响，不可片面追求出痧。一般而言，虚证、寒证出痧较少，实证、热证出痧较多；服药多者特别是服用激素类药物者，不易出痧；肥胖的人和肌肉丰满的人不易出痧；阴经较阳经不易出痧；室温过低不易出痧。出痧多少与治疗效果不完全成正比。只要掌握正确的刮拭方法和部位，就有治疗效果。

◆ 术后

❶ 刮痧后应喝热水，最好为淡糖盐水或姜汤。

❷ 刮痧后，不可马上洗澡，应在 3 小时后，皮肤毛孔闭合恢复原状后，方可入浴。

2

第二章
刮痧疗法常用经穴

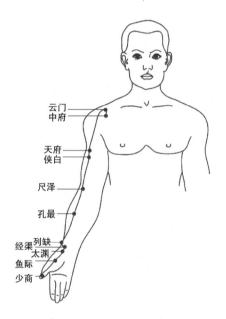

云门
中府

天府
侠白

尺泽

孔最

经渠 列缺
太渊
鱼际
少商

◆━━━ 经络系统的组成 ━━━◆
◆━━━ 刮痧常用经穴 ━━━◆

第一节 经络系统的组成

> **经**络系统由经脉和络脉组成。其中经脉包括十二经脉、奇经八脉以及附属于十二经脉的十二经别、十二经筋、十二皮部；络脉有十五络脉、孙络、浮络。

经络系统以十二经脉为主体，它们相互连接，组成一个周而复始的联络系统。（图2-1）

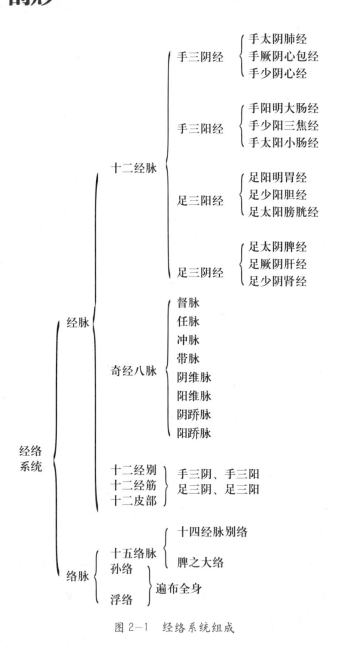

手三阴经 { 手太阴肺经
手厥阴心包经
手少阴心经 }

手三阳经 { 手阳明大肠经
手少阳三焦经
手太阳小肠经 }

足三阳经 { 足阳明胃经
足少阳胆经
足太阳膀胱经 }

足三阴经 { 足太阴脾经
足厥阴肝经
足少阴肾经 }

十二经脉

督脉
任脉
冲脉
带脉
阴维脉
阳维脉
阴跷脉
阳跷脉

奇经八脉

经脉

十二经别
十二经筋
十二皮部 } { 手三阴、手三阳
足三阴、足三阳 }

经络系统

十五络脉 { 十四经脉别络
脾之大络 }
孙络
浮络 } 遍布全身

络脉

图 2-1 经络系统组成

第二节 刮痧常用经穴

手太阴肺经的穴位（图2-2）

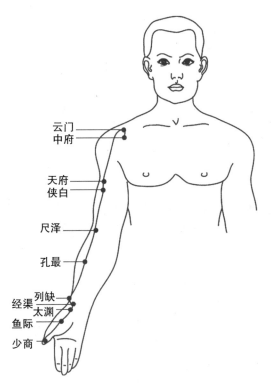

云门
中府

天府
侠白

尺泽

孔最

列缺
经渠
太渊
鱼际

少商

图 2-2　手太阴肺经的穴位

◆ 中府

肺之募穴。交会穴之一，手、足太阴经之会。

【定　位】在胸部，横平第 1 肋间隙，锁骨下窝外侧，前正中线旁开 6 寸。

【主　治】胸痛、咳嗽、气喘。

◆ 云门

【定 位】在胸部，锁骨下窝凹陷处，肩胛骨喙突内缘，前正中线旁开6寸。

【主 治】咳嗽、气喘、胸胁痛、肩背痛、心绞痛、胸中烦满、肋间神经痛。

◆ 天府

【定 位】在臂前区，腋前纹头下3寸，肱二头肌桡侧缘处。

【主 治】胸痛、咳嗽、气喘、鼻出血、甲状腺肿大、上臂内侧痛。

◆ 侠白

【定 位】在臂前区，腋前纹头下4寸，肱二头肌桡侧缘处。

【主 治】咳嗽、气短、干呕、烦满、心痛、上臂内侧痛。

◆ 尺泽

五输穴之一，肺经合穴。

【定 位】在肘区，肘横纹上，肱二头肌腱桡侧缘凹陷处。

【主 治】咳嗽、气喘、咯血、咽喉肿痛、胸膜炎、丹毒、腹胀、吐泻、肘关节劳损。

◆ 孔最

手太阴肺经郄穴。

【定 位】在前臂前区，腕掌侧远端横纹上7寸，尺泽与太渊连线上。

【主 治】咳嗽、气喘、咯血、咽喉肿痛、失音、痔疮、肘臂痛、麻木、肋间神经痛。

◆ 列缺

肺经络穴，八脉交会穴，通任脉。

【定　位】在前臂，腕掌侧远端横纹上 1.5 寸，拇短伸肌腱与拇长展肌腱之间，拇长展肌腱沟的凹陷处。

【主　治】桡神经麻痹、腕关节痛、感冒、神经性头痛、面神经麻痹、落枕、荨麻疹、无脉症、尿血、咳喘、咽痛。

◆ 经渠

五输穴之一，肺经经穴。

【定　位】在前臂前区，腕掌侧远端横纹上 1 寸，桡骨茎突与桡动脉之间。

【主　治】咳嗽、气喘、喉痹、胸部胀满、掌中热、胸部痛。

◆ 太渊

五输穴之一，肺经输（原）穴。八会穴之一，脉会穴。

【定　位】在腕前区，桡骨茎突与舟状骨之间，拇长展肌腱尺侧凹陷中。

【主　治】感冒、咳嗽、支气管炎、百日咳、肺结核、心绞痛、肋间神经痛、无脉症、腕关节痛。

◆ 鱼际

五输穴之一，肺经荥穴。

【定　位】在手外侧，第 1 掌指关节后凹陷处，约第一掌骨中点桡侧，赤白肉际处。

【主　治】支气管炎、肺炎、咽喉肿痛、鼻炎、心悸、乳腺炎、小儿单纯性消化不良。

◆ 少商

五输穴之一，肺经井穴。

【定　位】在手指,拇指末节桡侧,指甲根角侧上方 0.1 寸(指寸)。

【主　治】咳喘、咽痛、鼻衄、中暑呕吐、热病、小儿抽搐、肺炎、腮腺炎、感冒、精神分裂症、中风昏迷。

手阳明大肠经经穴（图2-3）

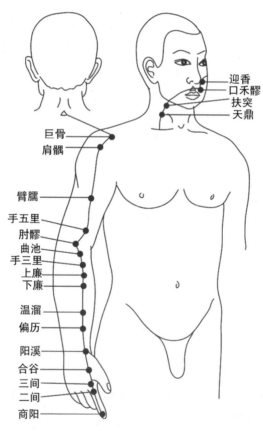

图 2-3　手阳明大肠经经穴

◆ **商阳**

五输穴之一，大肠经井穴。

【定 位】在手指，食指末节桡侧,指甲根角侧上方0.1寸(指寸)。

【主 治】咽喉肿痛，耳聋，牙痛，颌肿，中风昏迷，癫狂，小儿惊风，手指麻木，高热昏迷。

◆ **二间**

五输穴之一，大肠经荥穴。

【定 位】在手指，第2掌指关节桡侧远端赤白肉际处。

【主 治】目昏,鼻衄,牙痛,口歪,喉痹,面神经炎,三叉神经痛。

◆ **三间**

五输穴之一，大肠经输穴。

【定 位】在手背，第2掌指关节桡侧近端凹陷处。

【主 治】目眦急痛,下牙痛,舌卷不能言,咽喉肿痛,气喘,胸闷,腹满肠鸣，洞泄，下痢脓血，手指及手背红肿。

◆ **合谷**

手阳明大肠经原穴。

【定 位】在手背，第2掌骨桡侧的中点处。

【主 治】头痛目眩，目赤肿痛，鼻衄，鼻塞，牙痛，口眼歪斜，耳聋耳鸣，咽喉肿痛，热病无汗，胃脘痛，便秘，月经不调，痛经，经闭，滞产，皮肤瘙痒，荨麻疹。

◆ **阳溪**

五输穴之一，手阳明大肠经经穴。

【定　位】在腕区，腕背侧远端横纹桡侧，拇指翘起，拇短伸肌腱与拇长伸肌腱之间的凹陷处。

【主　治】头痛，目赤肿痛，牙痛，耳聋，耳鸣，咽喉肿痛，面神经炎，腕关节炎与腱鞘炎。

◆ 偏历

手阳明大肠经络穴。

【定　位】在前臂，腕背侧远端横纹上3寸，阳溪与曲池连线上。

【主　治】目赤，鼻衄，耳聋，耳鸣，咽喉肿痛，肩臂腕风湿痛与水肿。

◆ 温溜

手阳明大肠经郄穴。

【定　位】在前臂，腕背侧远端横纹上5寸，阳溪与曲池连线上。

【主　治】寒热头痛，面赤肿，咽喉肿痛，疔疮，肩臂痛，腕臂痛，上肢不遂，肠鸣腹痛。

◆ 下廉

【定　位】在前臂，肘横纹下4寸，阳溪与曲池连线上。

【主　治】头痛，眩晕，目痛，上肢不遂，手肘肩无力，腹痛，腹胀。

◆ 上廉

【定　位】在前臂，肘横纹下3寸，阳溪与曲池连线上。

【主　治】头痛，肠鸣腹痛，上肢不遂，肩肘酸痛，手臂麻木，肠炎，膀胱炎，乳腺炎。

◆ 手三里

【定　位】在前臂，肘横纹下 2 寸，阳溪与曲池连线上。

【主　治】牙痛颊肿、感冒、手臂肿痛、上肢不遂、中风偏瘫、腹痛、腹泻。

◆ 曲池

五输穴之一，大肠经合穴。

【定　位】在肘区，尺泽与肱骨外上髁连线的中点处。

【主　治】咳嗽、气喘、咽喉肿痛、热病、高血压、牙痛、目赤痛、瘾疹、丹毒、手臂肿痛、上肢不遂、腹痛、吐泻。

◆ 肘髎

【定　位】在肘区，肱骨外上髁上缘，髁上嵴的前缘。

【主　治】肘臂酸痛、上肢麻木、拘急、嗜卧。

◆ 手五里

【定　位】在臂部，肘横纹上 3 寸，曲池与肩髃连线上。

【主　治】肘臂神经痛、上肢不遂、肩周炎、颈淋巴结炎、甲状腺肿。

◆ 臂臑

交会穴之一，手阳明络之会。手阳明经、手足太阳经、阳维之会。

【定　位】在臂部，曲池上 7 寸，三角肌前缘处，曲池与肩髃连线上。

【主　治】肩臂痛、颈项拘挛、中风偏瘫、甲状腺肿、瘰疬、目疾。

◆ 肩髃

【定 位】在三角肌区，肩峰外侧缘前端与肱骨大结节两骨间凹陷处。

【主 治】肩臂痛，手臂挛急，半身不遂，上肢瘫痪，风热瘾疹，瘰疬。

◆ 巨骨

交会穴之一，手阳明经、阳跷脉之会。

【定 位】在肩胛区，锁骨肩峰端与肩胛冈之间凹陷处。

【主 治】肩臂痛，抬举不利，背痛，颈淋巴结炎，甲状腺肿。

◆ 天鼎

【定 位】在颈部，横平环状软骨，胸锁乳突肌后缘，喉结旁，扶突与缺盆连线中点处。

【主 治】咳嗽，气喘，咽喉肿痛，癔症性失语，神经性呃逆。

◆ 扶突

【定 位】在胸锁乳突肌区，横平喉结，胸锁乳突肌前、后缘之间。

【主 治】咳嗽，气喘，咽喉肿痛，癔症性失语，呃逆，肩臂痛，偏瘫。

◆ 口禾髎

【定 位】在面部，横平人中沟上 1/3 与下 2/3 交点，鼻孔外缘直下。

【主 治】鼻塞流涕，鼻衄，口歪，牙关紧闭，面神经炎。

◆ **迎香**

手、足阳明经交会穴。

【定　位】在面部，鼻翼外缘中点旁，鼻唇沟处。

【主　治】鼻塞，鼻衄，鼻渊，口歪，面痒，面浮肿，面瘫，胆道蛔虫症。

手少阴心经经穴（图2-4）

◆ **极泉**

【定　位】在腋区，腋窝中央，腋动脉搏动处。

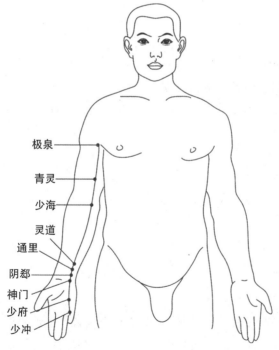

极泉
青灵
少海
灵道
通里
阴郄
神门
少府
少冲

图 2—4　手少阴心经经穴

【主　治】胸胁胀痛，心痛，瘰疬，肘臂冷痛，四肢不举。

◆ **青灵**

【定　位】在臂前区，极泉与少海的连线上，肘横纹上 3 寸，肱二头肌的内侧沟中。

【主　治】头痛，目黄，胸胁痛，肘臂痛。

◆ **少海**

五输穴之一，心经合穴。

【定　位】在肘前区，横平肘横纹，肱骨内上髁前缘。

【主　治】心痛，癫狂，肘臂挛痛，麻木，头项痛，腋胁痛。

◆ **灵道**

五输穴之一，心经经穴。

【定　位】在前臂掌侧，腕横纹上 1.5 寸，尺侧腕屈肌腱的桡侧缘。

【主　治】心痛，心悸，癔症，肘臂挛痛，手麻不仁，头项痛。

◆ **通里**

心经络穴。

【定　位】在前臂掌侧，腕横纹上 1 寸，尺侧腕屈肌腱的桡侧缘。

【主　治】心痛，心悸，怔忡，癔症，舌强不语，神经衰弱，腕臂痛。

◆ **阴郄**

心经郄穴。

【定　位】在前臂掌侧，腕横纹上 0.5 寸，尺侧腕屈肌腱的桡侧缘。

【主　治】心痛，心悸，盗汗，失语，癔症，神经衰弱，吐血，衄血。

◆ 神门

五输穴之一，心经输穴；心经之原穴。

【定　位】在腕前区，腕掌侧远端横纹尺侧端，尺侧腕屈肌腱的桡侧凹陷处。

【主　治】心痛，心悸，心烦，健忘，失眠，怔忡，呆痴，癫狂，痫证，头痛，胸胁痛。

◆ 少府

五输穴之一，心经荥穴。

【定　位】在手掌，第4、5掌骨之间，握拳时，小指尖所指处。

【主　治】心悸，胸痛，神经衰弱，遗尿，阴痒痛，小指挛痛，手掌多汗。

◆ 少冲

五输穴之一，心经井穴。

【定　位】在手指，小指末节桡侧，指甲根角侧上方0.1寸（指寸）。

【主　治】心悸，心痛，胸胁痛，癫狂，癔症，热病，中风昏迷。

手太阳小肠经经穴（图2-5）

◆ 少泽

五输穴之一，小肠经井穴。

【定　位】在手指，小指末节尺侧，指甲根角侧上方0.1寸。

【主　治】头痛，目赤，咽喉肿痛，耳聋，耳鸣，乳痈，乳汁不足，中风昏迷，热病。

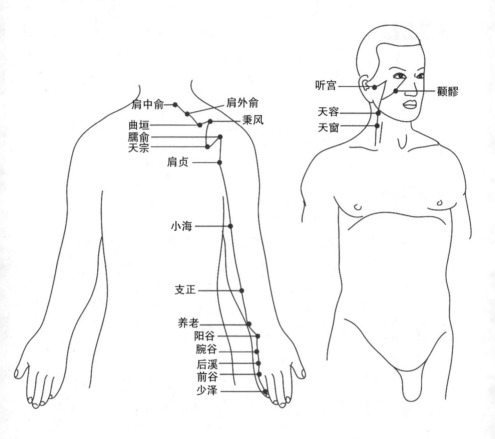

图 2-5　手太阳小肠经经穴

◆ **前谷**

五输穴之一，小肠经荥穴。

【定　位】在手掌尺侧，第 5 掌指关节尺侧远端赤白肉际凹陷处。

【主　治】头痛，目赤肿痛，鼻塞，耳鸣，咽喉肿痛，乳汁不足，热病，臂痛不能举。

◆ 后溪

五输穴之一，小肠经输穴，八脉交会穴，通督脉。

【定　位】在手掌尺侧，第5掌指关节尺侧近端赤白肉际凹陷处。

【主　治】头晕目眩，头项强痛，落枕，目赤，鼻衄，耳聋，耳鸣，咽喉肿痛，心痛烦闷，腰背痛，癫狂，痫证，疟疾，手指及肘臂挛痛，小儿麻痹症。

◆ 腕骨

手太阳小肠经原穴。

【定　位】在手掌尺侧，第5掌骨基底与钩骨之间的赤白肉际凹陷处。

【主　治】头项强痛，目翳，耳聋，耳鸣，热病，黄疸，疟疾，癫狂，惊风，指挛腕痛。

◆ 阳谷

五输穴之一，小肠经经穴。

【定　位】在手腕后区，尺骨茎突与三角骨之间的凹陷处。

【主　治】头痛，耳聋，耳鸣，目痛，目眩，热病，癫狂，痫证，手腕痛，臂外侧痛。

◆ 养老

手太阳小肠经郄穴。

【定　位】在前臂后区，腕背横纹上1寸，尺骨小头近端桡侧凹陷处。

【主　治】目视不明，落枕，肩臂酸痛，上肢关节痛，急性腰扭伤。

◆ 支正

手太阳小肠经络穴。

【定　位】在前臂后区，阳谷与小海的连线上，腕背侧远端横纹上 5 寸。

【主　治】头痛，目眩，癫狂，神经衰弱，颌肿，热病，手指痛，项强，腰背酸痛，四肢无力，肘臂挛痛。

◆ 小海

五输穴之一，小肠经合穴。

【定　位】在肘后区，尺骨鹰嘴与肱骨内上髁之间凹陷处。

【主　治】肘臂疼痛，癫狂，痫证，头痛，目眩，耳鸣，颌肿，精神分裂，舞蹈病。

◆ 肩贞

【定　位】在肩胛区，肩关节后下方，臂内收时，腋后纹头直上 1 寸。

【主　治】肩臂疼痛，风湿痛，手臂不举，瘰疬，耳鸣。

◆ 臑俞

交会穴之一，手太阳、阳维、阳跷脉之会；手足太阳、阳维、阳跷之会。

【定　位】在肩胛区，腋后纹头直上，肩胛冈下缘凹陷处。

【主　治】肩臂酸痛无力，肩肿，瘰疬。

◆ 天宗

【定　位】在肩胛区，肩胛冈中点与肩胛骨下角连线上 1/3 与下

2/3 交点凹陷处。

【主　治】肩胛疼痛，肘臂疼痛，风湿痛，上肢瘫痪，气喘，乳痈。

◆ 秉风

交会穴之一，手阳明、手太阳、手足少阳之会。

【定　位】在肩胛区，肩胛冈中点上方冈上窝中。

【主　治】肩胛疼痛，上肢酸麻疼痛，肩臂不举。

◆ 曲垣

【定　位】在肩胛区，肩胛冈内侧端上缘凹陷中，臑俞与第2胸椎棘突连线的中点处。

【主　治】肩胛拘急疼痛，肩臂麻木。

◆ 肩外俞

【定　位】在脊柱区，第1胸椎棘突下，后正中线旁开3寸。

【主　治】肩背酸痛，颈项强痛，上肢冷痛。

◆ 肩中俞

【定　位】在脊柱区，第7颈椎棘突下，后正中线旁开2寸。

【主　治】咳嗽，气喘，目视不明，落枕，肩背疼痛，颈项强急。

◆ 天窗

【定　位】在颈外侧部，胸锁乳突肌的后缘，横平喉结。

【主　治】咽喉肿痛，耳聋，耳鸣，颈项强痛，暴喑不能言。

◆ 天容

【定　位】在颈外侧部，下颌角的后方，胸锁乳突肌的前缘凹陷处。

【主　治】咳嗽，气喘，咽喉肿痛，耳聋，耳鸣，牙痛，颊肿。

◆ 颧髎

交会穴之一，手少阳、手太阳之会。

【定　位】在面部，颧骨下缘，目外眦直下凹陷处。

【主　治】颊肿，面赤，口眼歪斜，眼睑眴动，牙痛，三叉神经痛。

◆ 听宫

交会穴之一，手足少阳、手太阳之会。

【定　位】在面部，耳屏正中与下颌骨髁状突之间的凹陷处。

【主　治】耳聋，耳鸣，聤耳，头痛，牙痛，癫狂，痫证。

手厥阴心包经经穴（图2-6）

◆ 天池

交会穴之一，手厥阴、足少阴之会。

【定　位】在胸部，第4肋间隙，前正中线旁开5寸。

【主　治】气喘，胸闷，瘰疬，乳痈，腋下肿痛。

◆ 天泉

【定　位】在臂前区，腋前纹头下2寸，肱二头肌的长、短头之间。

【主　治】心悸，心痛，咳嗽，目视不明，胸胁胀满，上臂挛痛，乳汁不足。

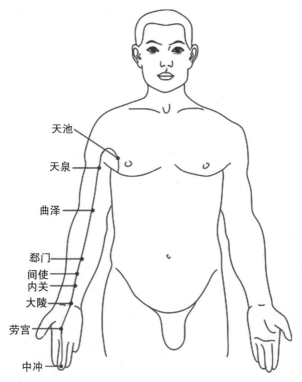

天池
天泉
曲泽
郄门
间使
内关
大陵
劳宫
中冲

图 2-6　手厥阴心包经经穴

◆ **曲泽**

五输穴之一，心包经合穴。

【定　位】在肘前区，肘横纹上，肱二头肌腱的尺侧缘。

【主　治】心悸，心烦，口干，呕吐，吐血，霍乱，肘臂挛痛，热病，风疹，伤寒。

◆ **郄门**

手厥阴心包经郄穴。

【定　位】在前臂前区，腕掌侧远端横纹上 5 寸，曲泽与大陵连线中点下 1 寸，掌长肌腱与桡侧腕屈肌腱之间。

【主　治】心痛，心悸，心烦，胸痛，癫痫，咳血，衄血，呕血，疔疮，胃痛，肘臂痛。

◆ 间使

五输穴之一，心包经经穴。

【定　位】在前臂前区，腕掌侧远端横纹上 3 寸，掌长肌腱与桡侧腕屈肌腱之间。

【主　治】心痛，心悸，胸胁痛，胃痛，呕吐，癫痫，疟疾，热病。

◆ 内关

手厥阴心包经络穴，八脉交会穴之一，通阴维脉。

【定　位】在前臂前区，腕掌侧远端横纹上 2 寸，掌长肌腱与桡侧腕屈肌腱之间。

【主　治】心痛，心悸，心烦，失眠，癫痫，胸胁支满，胃痛，呕吐，呃逆，黄疸，哮喘，乳汁不足，肘臂挛痛，月经不调，痛经，产后血晕，热病。

◆ 大陵

五输穴之一，心包经输穴，心包经之原穴。

【定　位】在腕前区，腕掌侧远端横纹中，掌长肌腱与桡侧腕屈肌腱之间。

【主　治】头痛，目赤，喉痹，心悸，心烦，咳喘，胃痛，呕吐，吐血，手腕臂痛。

◆ 劳宫

五输穴之一，心包经荥穴。

【定　位】在掌区，横平第3掌指关节近端，第2、3掌骨之间偏于第3掌骨，握拳屈指时中指指尖处。

【主　治】心痛，心悸，胁痛，癫痫，发热，目赤，鼻衄，口舌生疮，鹅掌风，手指麻木。

◆ 中冲

五输穴之一，心包经井穴。

【定　位】在手指，中指末节尖端中央。

【主　治】心痛，心烦，中风，中暑，昏迷，目赤，舌强肿痛，热病，小儿夜啼。

手少阳三焦经经穴（图2-7）

◆ 关冲

五输穴之一，三焦经井穴。

【定　位】在手指，第4指末节尺侧，指甲根角侧上方0.1寸（指寸）。

【主　治】头眩，目赤，视物不清，耳聋，耳鸣，舌强，喉痹，热病，寒热头痛，昏厥，心烦，中暑，臂肘疼痛。

◆ 液门

五输穴之一，三焦经荥穴。

【定　位】在手背部，第4、5指间，指蹼缘上方赤白肉际凹陷处。

【主　治】头痛，耳目齿疾，咽喉肿痛，手臂挛痛，疟疾。

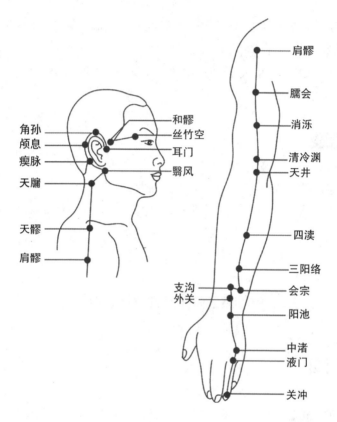

图 2-7 手少阳三焦经经穴

◆ **中渚**

五输穴之一,三焦经输穴。

【定 位】在手背部,第4、5掌骨间,第4掌指关节后方凹陷处。

【主 治】发热,头痛,耳聋,耳鸣,咽喉肿痛,手臂挛痛。

◆ **阳池**

手少阳三焦经原穴。

【定 位】在腕后区,腕背侧远端横纹中,指伸肌腱的尺侧缘凹陷处。

　　【主　治】目赤肿痛，咽喉肿痛，腕臂疼痛，疟疾，消渴。

◆ 外关

　　手少阳三焦经络穴，八脉交会穴之一，交阳维脉。

　　【定　位】在前臂后区，腕背侧远端横纹上2寸，尺骨与桡骨之间凹陷处。

　　【主　治】头痛，颊痛，目赤肿痛，耳聋，耳鸣，喉痹，牙痛，热病，瘰疬，乳痈，胸胁痛，肘臂屈伸不利，上肢不遂、震颤、瘫痪。

◆ 支沟

　　五输穴之一，三焦经经穴。

　　【定　位】在前臂后区，腕背侧远端横纹上3寸，尺骨与桡骨之间，横平会宗。

　　【主　治】咳嗽，逆气，目赤肿痛，颈项强痛，耳聋，耳鸣，心痛，瘰疬，热病，肩背酸痛，肋间神经痛，便秘，产后血晕。

◆ 会宗

　　手少阳三焦经郄穴。

　　【定　位】在前臂后区，腕背侧远端横纹上3寸，支沟尺侧，尺骨的桡侧缘。

　　【主　治】偏头痛，耳聋，耳鸣，上肢疼痛，暴喑，癫痫。

◆ 三阳络

　　【定　位】在前臂背侧，腕背横纹上4寸，尺骨与桡骨之间。

　　【主　治】耳聋，耳鸣，牙痛，暴喑，手臂痛。

◆ 四渎

【定　位】在前臂后区，肘尖下 5 寸，尺骨与桡骨之间。

【主　治】头痛，眩晕，耳聋，牙痛，暴喑，上肢痹痛。

◆ 天井

五输穴之一，三焦经合穴。

【定　位】在肘后区，屈肘时，肘尖直上 1 寸凹陷处。

【主　治】头痛，目眦，耳聋，耳鸣，咽喉肿痛，肩臂疼痛，瘰疬，瘿气，癫痫。

◆ 清冷渊

【定　位】在臂后区，肘尖与肩峰角连线上，屈肘时，肘尖直上 2 寸。

【主　治】头痛，目痛，黄疸，肩臂痛不能举。

◆ 消泺

【定　位】在臂后区，肘尖与肩峰角连线上，肘尖直上 5 寸。

【主　治】头痛，项强，牙痛，臂痛，背部肿痛，眩晕，惊风，癫痫，瘿瘤。

◆ 臑会

手阳明、手少阳、阳维之会。手阳明之络。

【定　位】在臂后区，肩峰角下 3 寸，三角肌的后下缘。

【主　治】目疾，瘰疬，瘿气，肩臂痛，肩胛肿痛。

◆ 肩髎

【定　位】在三角肌区，肩峰角与肱骨大结节两骨间凹陷处，垂肩时，肩髃后约 1 寸。

【主　治】肩臂挛痛不遂，肩重不能举，中风偏瘫，荨麻疹。

◆ 天髎

【定　位】在肩胛区，肩井与曲垣连线的中点，肩胛骨上角骨际凹陷处。

【主　治】肩臂痛，颈项强痛，胸中烦满。

◆ 天牖

【定　位】在颈侧部，乳突的后下方，横平下颌角，胸锁乳突肌的后缘凹陷处。

【主　治】头痛，头晕，面肿，目痛，暴聋，项强，瘰疬。

◆ 翳风

交会穴之一。手足少阳之会。

【定　位】在颈部，耳垂后方，乳突与下颌角之间的凹陷处。

【主　治】耳聋，耳鸣，口眼歪斜，牙痛，颊肿，牙关紧闭，瘰疬。

◆ 瘈脉

【定　位】在头部，耳后乳突中央，角孙与翳风沿耳轮弧形连线的上 2/3 与下 1/3 的交点处。

【主　治】头痛，目眩，目视不明，耳聋，耳鸣，小儿惊风，呕吐，泄泻，抽搐，惊痫。

◆ 颅息

【定　位】在头部，角孙与翳风沿耳轮弧形连线的上 1/3 与下 2/3 的交点处。

【主　治】头痛，耳聋，耳鸣，小儿惊痫，呕吐，泄泻。

◆ 角孙

交会穴之一，手足少阳、手阳明、手太阳之会。

【定　位】在头部，耳尖正对发际处。

【主　治】头痛，项强，目赤肿痛，目翳，牙痛，唇燥，耳部肿痛。

◆ 耳门

【定　位】在耳区，耳屏上切迹与下颌骨髁突之间的凹陷处。

【主　治】头痛，耳聋，耳鸣，牙痛，颈颌肿痛，小儿惊痫。

◆ 耳和髎

交会穴之一，手足少阳、手少阳之会。

【定　位】在头侧部，鬓发后缘，平耳郭根的前方，颞浅动脉的后缘。

【主　治】头痛，耳鸣，口眼歪斜，鼻息肉，牙关紧闭，颔肿。

◆ 丝竹空

【定　位】在面部，眉梢凹陷处。

【主　治】头痛，目眩，目赤肿痛，眼睑跳动，眼睑下垂，麦粒肿，青盲近视，视网膜出血，牙痛，癫痫。

足阳明胃经经穴（图2-8）

◆ 承泣

交会穴之一，足阳明经、阳跷之会。

【定　位】在面部，眼球与眶下缘之间，瞳孔直下。

【主　治】目赤肿痛，迎风流泪，夜盲，青光眼，视神经萎缩，白内障，眶下神经痛。

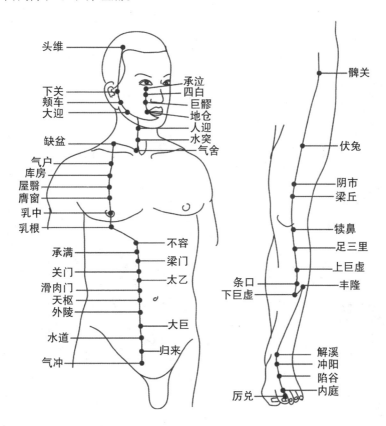

图 2-8　足阳明胃经经穴

◆ 四白

【定　位】在面部，瞳孔直下，眶下孔凹陷处。

【主　治】目赤痛痒，迎风流泪，目翳，三叉神经痛，眼睑痉挛，口眼歪斜。

◆ 巨髎

交会穴之一，手足阳明经、阳跷脉、任脉之会。

【定　位】在面部，瞳孔直下，横平鼻翼下缘，鼻唇沟外侧。

【主　治】口眼歪斜，眼睑眴动，鼻衄，牙痛，唇颊肿。

◆ 地仓

交会穴之一，手足阳明经、阳跷脉脉之会。

【定　位】在面部，口角旁开 0.4 寸（指寸）。

【主　治】口角歪斜，流涎，面肌痉挛，牙痛颊肿，三叉神经痛。

◆ 大迎

【定　位】在面部，下颌前方，咬肌附着部的前缘凹陷中，当面动脉搏动处。

【主　治】口角歪斜，牙关紧闭，失音，颊肿，牙痛，面肌痉挛。

◆ 颊车

【定　位】在面部，下颌角前上方一横指。

【主　治】口眼歪斜，牙关紧闭，牙痛，颊肿，口噤不语。

◆ 下关

交会穴之一，足阳明经、足少阳经之会。

【定　位】在面部，颧弓下缘中央与下颌切迹之间凹陷处。

【主　治】口眼歪斜，牙痛，颊肿，耳聋，耳鸣。

◆ 头维

交会穴之一，足少阳经、阳维脉之会；足少阳经、足阳明经之会。

【定　位】在头部，额角发际直上 0.5 寸，头正中线旁开 4.5 寸。

【主　治】头晕，目眩，偏正头痛，三叉神经痛，眼睑痉挛，面神经炎。

◆ 人迎

足阳明经、足少阳经之会。

【定　位】在颈部，横平锁喉，胸锁乳突肌前缘，颈总动脉搏动处。

【主　治】咽喉肿痛，胸满气逆，瘰疬，瘿气，高血压，甲状腺肿。

◆ 水突

【定　位】在颈部，横平环状软骨，胸锁乳突肌前缘。

【主　治】咳嗽，气喘，咽喉肿痛，甲状腺肿。

◆ 气舍

【定　位】在胸锁乳突肌区，锁骨上小窝，锁骨胸骨端上缘，胸锁乳突肌胸骨头与锁骨头中间的凹陷处。

【主　治】气喘，咽喉肿痛，颈部强痛，呃逆，瘿瘤，瘰疬。

◆ 缺盆

【定　位】在颈外侧区，锁骨上大窝，锁骨上缘凹陷中，前正中线旁开 4 寸。

【主　治】呼吸喘鸣，咽喉肿痛，缺盆中痛，瘰疬，肋间神经痛。

◆ 气户

【定　位】在胸部，锁骨下缘，前正中线旁开 4 寸。

【主　治】咳嗽，气喘，咽喉肿痛，呃逆，胸部胀满，胸胁痛。

◆ 库房

【定　位】在胸部，第 1 肋间隙，前正中线旁开 4 寸。

【主　治】咳嗽，气喘，支气管炎，咳唾脓血，胸胁胀痛。

◆ 屋翳

【定　位】在胸部，第 2 肋间隙，前正中线旁开 4 寸。

【主　治】咳嗽，气喘，胸胁胀痛，胸满气逆，乳痈。

◆ 膺窗

【定　位】在胸部，第 3 肋间隙，前正中线旁开 4 寸。

【主　治】咳嗽，气喘，胸胁胀痛，乳痈，心动过速。

◆ 乳中

【定　位】在胸部，第 4 肋间隙，乳头中央，前正中线旁开 4 寸。

【主　治】只作胸腹部腧穴的定位标志。

◆ 乳根

【定　位】在胸部，第 5 肋间隙，前正中线旁开 4 寸。

【主　治】气喘，咳嗽，呃逆，胸痛，胸闷，乳痈，乳汁不足。

◆ 不容

【定　位】在上腹部，脐中上6寸，前正中线旁开2寸。

【主　治】胃痛，腹胀，呕吐，食欲不振。

◆ 承满

【定　位】在上腹部，脐中上5寸，前正中线旁开2寸。

【主　治】咳嗽，气喘，胃痛，腹胀，肠鸣，呕吐，食欲不振。

◆ 梁门

【定　位】在上腹部，脐中上4寸，前正中线旁开2寸。

【主　治】胃痛，腹胀，腹泻，呕吐，食欲不振。

◆ 关门

【定　位】在上腹部，脐中上3寸，前正中线旁开2寸。

【主　治】腹胀，腹痛，腹泻，肠鸣，水肿，食欲不振。

◆ 太乙

【定　位】在上腹部，脐中上2寸，前正中线旁开2寸。

【主　治】胃痛，腹胀，肠鸣，呕吐，消化不良，食欲不振，心烦不宁，癫狂。

◆ 滑肉门

【定　位】在上腹部，脐中上1寸，前正中线旁开2寸。

【主　治】胃痛，腹胀，肠鸣，呕吐，食欲不振，癫狂。

◆ 天枢

大肠募穴。

【定 位】在腹部，横平脐中，前正中线旁开2寸。

【主 治】腹痛，腹胀，腹泻，便秘，痢疾，月经不调，痛经，肠麻痹，癥瘕。

◆ 外陵

【定 位】在下腹部，脐中下1寸，前正中线旁开2寸。

【主 治】腹痛，腹胀，疝气，月经不调，痛经。

◆ 大巨

【定 位】在下腹部，脐中下2寸，前正中线旁开2寸。

【主 治】小腹胀满，小便不利，便秘，疝气，遗精，早泄，阳痿，失眠。

◆ 水道

【定 位】在下腹部，脐中下3寸，前正中线旁开2寸。

【主 治】小腹胀满，小便不利，便秘，痛经，不孕，肾炎，水肿，尿潴留，疝气。

◆ 归来

【定 位】在下腹部，脐中下4寸，前正中线旁开2寸。

【主 治】腹痛，疝气，闭经，白带过多，子宫脱垂，遗精，阴茎中痛，阴睾上缩入腹，睾丸炎。

◆ 气冲

【定　位】在腹股沟区，耻骨联合上缘，前正中线旁开2寸，动脉搏动处。

【主　治】阳痿，疝气，小腹疼痛，月经不调，阴肿，不孕。

◆ 髀关

【定　位】在股前区，股直肌近端、缝匠肌与阔筋膜张肌3条肌肉之间凹陷处。

【主　治】腰痛膝冷，下肢麻木，痿痹，腹痛，瘫痪。

◆ 伏兔

【定　位】在股前区，髌底上6寸，髂前上棘与髌底外侧端的连线上。

【主　治】腰痛膝冷，下肢酸软麻木，疝气，脚气，瘫痪，荨麻疹。

◆ 阴市

【定　位】在股前区，髌底上3寸，股直肌肌腱外侧缘。

【主　治】腿膝风湿痹痛，下肢不遂，疝气，腹胀，腹痛，瘫痪，糖尿病。

◆ 梁丘

足阳明胃经之郄穴。

【定　位】在股前区，髌底上2寸，股外侧肌与股直肌肌腱之间。

【主　治】膝关节痛，下肢不遂，胃痛，肠鸣，腹泻，乳痈。

◆ 犊鼻

【定 位】在膝前区，髌韧带外侧凹陷处。

【主 治】膝关节痛，下肢麻痹，屈伸不利，脚气。

◆ 足三里

五输穴之一，胃经合穴，胃之下合穴。

【定 位】在小腿外侧，犊鼻穴下 3 寸，犊鼻穴与解溪穴连线上。

【主 治】胃痛，腹胀，腹泻，痢疾，便秘，呕吐，噎膈，头晕，耳鸣，心悸，气短，乳痈，肠痈，下肢痹痛，水肿，癫狂，脚气，月经不调，痛经，不孕，虚劳，产后血晕。本穴有强壮作用，为保健要穴。

◆ 上巨虚

大肠之下合穴。

【定 位】在小腿外侧，犊鼻穴下 6 寸，犊鼻与解溪连线上。

【主 治】肠鸣，腹胀，腹痛，腹泻，便秘，肠痈，下肢瘫痪，脚气。

◆ 条口

【定 位】在小腿外侧，犊鼻穴下 8 寸，犊鼻与解溪连线上。

【主 治】脘腹疼痛，下肢麻木，下肢瘫痪，肩背痛，肩周炎。

◆ 下巨虚

小肠之下合穴。

【定 位】在小腿外侧，犊鼻穴下 9 寸，犊鼻与解溪连线上。

【主 治】腹痛，肠鸣，腹泻，痢疾，乳痈，下肢瘫痪。

◆ 丰隆

足阳明胃经络穴。

【定　位】在小腿外侧，外踝尖上 8 寸，胫骨前肌的外缘。

【主　治】头痛，眩晕，痰涎，咳逆，咽喉肿痛，呕吐，胃痛，便秘，水肿，癫狂，小腿酸痛、麻木，下肢痿痹。

◆ 解溪

五输穴之一，胃经经穴。

【定　位】在踝区，踝关节前面中央凹陷处，拇长伸肌腱与趾长伸肌腱之间。

【主　治】头面浮肿，头痛，眩晕，腹胀，便秘，癫狂，踝关节肿痛，下肢瘫痪。

◆ 冲阳

胃经原穴。

【定　位】在足背，第 2 跖骨基底部与中间楔状骨关节处，可触及足背动脉。

【主　治】面肿，牙痛，口眼歪斜，癫狂痫，胃痛，腹胀，足痿无力。

◆ 陷谷

五输穴之一，胃经输穴。

【定　位】在足背，第 2、3 跖骨结合部前方凹陷处。

【主　治】面目浮肿，水肿，腹痛，肠鸣，胸胁支满，足背肿痛。

◆ 内庭

五输穴之一，胃经荥穴。

【定　位】在足背，第2、3趾间，趾蹼缘后方赤白肉际处。

【主　治】牙痛，头面痛，咽喉肿痛，口歪，鼻衄，腹痛，腹胀，腹泻，痢疾，便秘，热病，足背肿痛，趾跖关节痛。

◆ 厉兑

五输穴之一，胃经井穴。

【定　位】在足趾，第2趾末节外侧，距趾甲角0.1寸。

【主　治】面肿，鼻衄，牙痛，咽喉肿痛，胸腹胀满，热病，梦魇，癫狂。

足太阴脾经经穴（图2-9）

◆ 隐白

五输穴之一，脾经井穴。

【定　位】在足趾，大趾末节内侧，距趾甲角侧后方0.1寸。（指寸）

【主　治】月经不调，崩漏，衄血，便血，尿血，腹胀，癫狂，失眠多梦，惊风，胸满，咳吐，足趾痛。

◆ 大都

五输穴之一，脾经荥穴。

【定　位】在足趾，第1跖趾关节远端赤白肉际凹陷处。

【主　治】腹胀，腹痛，腹泻，便秘，呕吐，热病无汗，体重肢肿，手足厥冷，小儿惊风。

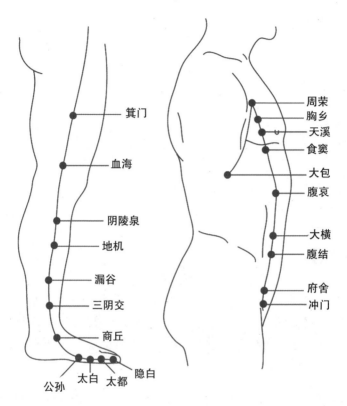

图 2-9　足太阴脾经经穴

◆ **太白**

五输穴之一，脾经输穴，脾经原穴。

【定　位】在跖区，第1跖骨关节近端赤白肉际凹陷处。

【主　治】腹痛，腹胀，腹泻，肠鸣，呕吐，便秘，痢疾，月经不调，闭经，崩漏，带下，胸胁胀痛，体重节痛。

◆ **公孙**

足太阴脾经络穴，八脉交会穴，通冲脉。

【定 位】在跖区，第一跖骨基底部的前下缘赤白肉际处。

【主 治】胃痛，腹胀，肠鸣，消化不良，呕吐，腹泻，便秘，痢疾。

◆ 商丘

五输穴之一，脾经经穴。

【定 位】在踝区，内踝前下方，舟骨结节与内踝尖连线中点凹陷处。

【主 治】腹胀，肠鸣，消化不良，呕吐，腹泻，便秘，痢疾，黄疸，两足无力，足踝痛。

◆ 三阴交

交会穴之一。足太阴经、足厥阴经、足少阴经之会。

【定 位】在小腿内侧，足内踝尖上3寸，胫骨内侧缘后际。

【主 治】腹胀，肠鸣，脾胃虚弱，腹痛，腹泻，月经不调，闭经，崩漏，带下，不孕，难产，遗精，阳痿，遗尿，疝气，脚气，失眠，湿疹，下肢痿痹。

◆ 漏谷

【定 位】在小腿内侧，内踝尖与阴陵泉连线上，距内踝尖6寸，胫骨内侧缘后际。

【主 治】腹胀，肠鸣，腹泻，腹痛，水肿，小便不利，遗精，腿膝厥冷。

◆ 地机

足太阴脾经郄穴。

【定 位】在小腿内侧，阴陵泉下3寸，胫骨内侧缘后际。

【主 治】腹痛，腹胀，腹泻，食欲不振，小便不利，月经不调，痛经，遗精，腰痛，水肿。

◆ 阴陵泉

五输穴之一，脾经合穴。

【定　位】在小腿内侧，胫骨内侧踝下缘与胫骨内侧缘之间的凹陷处。

【主　治】腹痛，腹胀，腹泻，水肿，黄疸，小便不利或失禁，遗尿，遗精，月经不调，膝痛。

◆ 血海

【定　位】在股前区，髌底内侧端上 2 寸，股内侧肌的隆起处。

【主　治】月经不调，痛经，崩漏，闭经，风疹，湿疹，丹毒，尿路感染，股内侧痛，膝痛。

◆ 箕门

【定　位】在股前区，髌底内侧端与冲门的连线上 1/3 与下 2/3 交点，长收肌和缝匠肌交角的动脉搏动处。

【主　治】小便不利，遗尿，癃闭，尿路感染，腹股沟肿痛，下肢痿痹。

◆ 冲门

交会穴之一，足太阴、足厥阴交会；足太阴、阳维之会。

【定　位】在腹股沟区，腹股沟斜纹中，髂外动脉搏动处的外侧。

【主　治】腹痛，腹胀，疝气，痔痛，崩漏，带下，小便不利，精索痛，子宫脱垂。

◆ 府舍

交会穴之一，足太阴、阴维、足厥阴之会。足太阴、足厥阴、足少阴、足阳明及阴维之会。

【定　位】在下腹部，脐中下 4 寸，前正中线旁开 4 寸。

【主　治】腹痛，疝气，腹满积聚，便秘，子宫脱垂，精索痛。

◆ 腹结

【定　位】在下腹部，脐中下 1.3 寸，前正中线旁开 4 寸。

【主　治】腹痛，腹泻，便秘，疝气。

◆ 大横

交会穴之一，足太阴、阴维脉交会。

【定　位】在腹中部，脐中旁开 4 寸。

【主　治】腹痛，腹胀，腹泻，便秘，痢疾。

◆ 腹哀

交会穴之一，足太阴、阴维脉交会。

【定　位】在上腹部，脐中上 3 寸，前正中线旁开 4 寸。

【主　治】消化不良，腹痛，便秘，痢疾。

◆ 食窦

【定　位】在胸外侧部，第 5 肋间隙，前正中线旁开 6 寸。

【主　治】胸胁胀痛，腹胀，肠鸣，噫气，反胃，水肿。

◆ 天溪

【定　位】在胸外侧部，第 4 肋间隙，前正中线旁开 6 寸。

【主　治】胸胁胀痛，咳嗽，气逆，乳痛，乳汁不足。

◆ 胸乡

【定　位】在胸外侧部，第3肋间隙，前正中线旁开6寸。
【主　治】胸胁胀痛，咳嗽，气喘。

◆ 周荣

【定　位】在胸外侧部，第2肋间隙，前正中线旁开6寸。
【主　治】胸胁胀痛，咳嗽，气喘。

◆ 大包

脾之大络。
【定　位】在胸外侧部，第6肋间隙处，腋中线上。
【主　治】胸胁胀痛，咳嗽，气喘，全身疼痛，四肢无力。

足太阳膀胱经经穴（图2-10）

◆ 睛明

交会穴之一，手足太阳、足阳明、阴跷、阳跷、手足少阳、督脉之会。
【定　位】在面部，目内眦角稍上方眶内侧壁凹陷处。
【主　治】目赤肿痛，流泪，视物不明，目翳，目眩，屈光不正，近视，夜盲，色盲，青光眼，早期轻度白内障。

◆ 攒竹

【定　位】在面部，眉头凹陷中，眶上切迹处。
【主　治】头痛，眼睑痉挛，眉棱骨痛，口眼歪斜，目视不明，目赤肿痛，流泪。

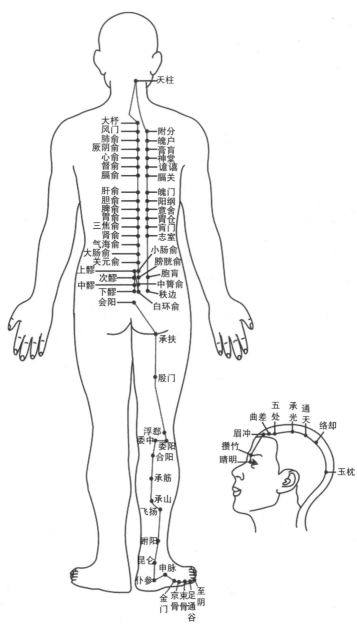

图2-10 足太阳膀胱经经穴

◆ 眉冲

【定　位】在头部，额切际直上入发际 0.5 寸，神庭与曲差连线之间。

【主　治】头痛，眩晕，鼻塞，眼病，目视不明，癫痫。

◆ 曲差

【定　位】在头部，前发际正中直上 0.5 寸，旁开 1.5 寸，即神庭与头维连线的内 1/3 与外 2/3 交点处。

【主　治】头痛，眩晕，目痛，目视不明，鼻塞，鼻衄。

◆ 五处

【定　位】在头部，前发际正中直上 1 寸，旁开 1.5 寸。

【主　治】头痛，眩晕，目视不明，小儿惊风，癫痫。

◆ 承光

【定　位】在头部，前发际正中直上 2.5 寸，旁开 1.5 寸。

【主　治】头痛，目眩，视力减退，鼻塞，流涕，呕吐，热病。

◆ 通天

【定　位】在头部，前发际正中直上 4 寸，旁开 1.5 寸。

【主　治】头痛，头重，眩晕，鼻塞，鼻衄，鼻渊。

◆ 络却

【定　位】在头部，前发际正中直上 5.5 寸，旁开 1.5 寸。

【主　治】头晕，目视不明，鼻塞，耳鸣，癫狂，痫证。

◆ 玉枕

【定　位】在头部，横平枕外隆凸上缘，后发际正中直上 2.5 寸，旁开 1.3 寸。

【主　治】头痛，眩晕，目赤肿痛，项痛，鼻塞。

◆ 天柱

【定　位】在颈后区，横平第 2 颈椎棘突上际，斜方肌外缘凹陷处。

【主　治】头痛，眩晕，项强，目赤肿痛，鼻塞，喉痹，癫狂，痫证，落枕，肩背痛，惊厥，热病。

◆ 大杼

八会穴之一，骨会大杼。交会穴之一，督脉别络、手足太阳、手足少阳之会。

【定　位】在脊柱区，第 1 胸椎棘突下，旁开 1.5 寸。

【主　治】头晕，目眩，头痛，发热，咳嗽，喉痹，项强，肩胛痛。

◆ 风门

交会穴之一，督脉、足太阳之会。

【定　位】在脊柱区，第 2 胸椎棘突下，旁开 1.5 寸。

【主　治】咳嗽，气喘，风寒，感冒，头痛，项强，胸背疼痛，呕吐，水肿。

◆ 肺俞

背俞穴之一，肺之背俞穴。

【定　位】在背部，第 3 胸椎棘突下，旁开 1.5 寸。

【主　治】发热，咳嗽，鼻塞，胸满逆喘，咳血，喉痹，盗汗，骨蒸潮热，胸闷心悸，脊背疼痛，皮肤瘙痒。

◆ 厥阴俞

背俞穴之一，心包之背俞穴。

【定　位】在脊柱区，第4胸椎棘突下，旁开1.5寸。

【主　治】咳嗽，呕吐，心痛，心悸，胸闷，胸胁痛，神经衰弱。

◆ 心俞

背俞穴之一，心之背俞穴。

【定　位】在脊柱区，第5胸椎棘突下，旁开1.5寸。

【主　治】心痛，心悸，气喘，咳嗽，吐血，失眠，健忘，癫狂，痫证，盗汗，梦遗，肩背痛。

◆ 督俞

【定　位】在脊柱区，第6胸椎棘突下，旁开1.5寸。

【主　治】心痛，心悸，胸闷，腹痛，腹胀，肠鸣，呃逆，寒热，气喘。

◆ 膈俞

八会穴之一，血会膈俞。

【定　位】在脊柱区，第7胸椎棘突下，旁开1.5寸。

【主　治】气喘，咳嗽，心痛，心悸，呕吐，呃逆，吐血，便血，潮热，盗汗。

◆ 肝俞

背俞穴之一，肝之背俞穴。

【定 位】在脊柱区，第9胸椎棘突下，旁开1.5寸。

【主 治】头痛，眩晕，目赤，目眩，雀目，目视不明，吐血，鼻衄，黄疸，胃病，胁痛，癫狂，痫证，颈项强痛，腰背痛，月经不调，闭经，痛经。

◆ 胆俞

背俞穴之一，胆之背俞穴。

【定 位】在脊柱区，第10胸椎棘突下，旁开1.5寸。

【主 治】黄疸，口苦，胃痛，呕吐，胸胁痛，肺痨，潮热。

◆ 脾俞

背俞穴之一，脾之背俞穴。

【定 位】在脊柱区，第11胸椎棘突下，旁开1.5寸。

【主 治】腹胀，腹泻，痢疾，呕吐，便血，黄疸，水肿，胃痛，背痛。

◆ 胃俞

背俞穴之一，胃之背俞穴。

【定 位】在脊柱区，第12胸椎棘突下，旁开1.5寸。

【主 治】腹胀，腹泻，痢疾，肠鸣，呕吐，消化不良，胃脘痛，胸胁痛。

◆ 三焦俞

背俞穴之一，三焦之背俞穴。

【定 位】在脊柱区，第1腰椎棘突下，旁开1.5寸。

【主 治】腹胀，腹泻，痢疾，肠鸣，呕吐，水肿，肾炎，遗尿，腰背强痛。

◆ 肾俞

背俞穴之一，肾之背俞穴。

【定　位】在脊柱区，第 2 腰椎棘突下，旁开 1.5 寸。

【主　治】耳鸣，耳聋，遗尿，小便不利，遗精，阳痿，月经不调，痛经，白带，水肿，腰膝酸痛。

◆ 气海俞

【定　位】在脊柱区，第 3 腰椎棘突下，旁开 1.5 寸。

【主　治】腹胀，肠鸣，痔漏，月经不调，痛经，崩漏，腰痛，腰膝酸软。

◆ 大肠俞

背俞穴之一，大肠之背俞穴。

【定　位】在脊柱区，第 4 腰椎棘突下，旁开 1.5 寸。

【主　治】腹痛，腹胀，肠鸣，腹泻，痢疾，便秘，腰痛，遗尿。

◆ 关元俞

【定　位】在脊柱区，第 5 腰椎棘突下，旁开 1.5 寸。

【主　治】腹痛，腹胀，腹泻，小便不利，遗尿，尿路感染，腰痛。

◆ 小肠俞

背俞穴之一，小肠之背俞穴。

【定　位】在骶区，骶正中嵴旁 1.5 寸，横平第 1 骶后孔。

【主　治】腹痛，腹胀，腹泻，痢疾，痔疾，疝气，小便不利，遗精，遗尿，尿血，白带，腰腿疼。

◆ 膀胱俞

背俞穴之一，膀胱之背俞穴。

【定　位】在骶区，骶正中嵴旁 1.5 寸，横平第 2 骶后孔。

【主　治】小便不利，遗尿，遗精，阳痿，腹痛，泄泻，便秘，痢疾，腰脊强痛。

◆ 中膂俞

【定　位】在骶区，骶正中嵴旁 1.5 寸，横平第 3 骶后孔。

【主　治】肠炎，泄泻，痢疾，疝气，腰脊强痛。

◆ 白环俞

【定　位】在骶区，骶正中嵴旁 1.5 寸，横平第 4 骶后孔。

【主　治】遗精，阳痿，早泄，小便黄赤，遗尿，疝气，月经不调，白带，腰腿痛。

◆ 上髎

交会穴之一，足太阳、足少阳之会。

【定　位】在骶区，髂后上棘与正中线之间，正对第 1 骶后孔处。

【主　治】大小便不利，月经不调，带下，阴挺，子宫脱垂，不孕，遗精，阳痿，腰痛，膝软。

◆ 次髎

【定　位】在骶区，髂后上棘内下方，正对第 2 骶后孔处。

【主　治】疝气，月经不调，痛经，带下，小便不利，遗精，腰痛，下肢痿痹。

◆ 中髎

交会穴之一，足厥阴、少阳之会。

【定　位】在骶区，次髎下内方，正对第 3 骶后孔处。

【主　治】便秘，泄泻，小便不利，月经不调，带下，腰痛。

◆ 下髎

交会穴之一，足太阳、厥阴、少阳所交会。

【定　位】在骶区，中髎下内方，正对第 4 骶后孔处。

【主　治】腹痛，腹泻，便秘，小便不利，白带过多，痛经，便血，腰痛。

◆ 会阳

【定　位】在骶区，尾骨端旁开 0.5 寸。

【主　治】腹痛，泄泻，便血，痢疾，痔疾，腿痛，阳痿，遗精，带下，痛经。

◆ 承扶

【定　位】在股后区，臀沟的中点。

【主　治】腰骶臀股部疼痛，坐骨神经痛，下肢瘫痪，便秘，痔疾。

◆ 殷门

【定　位】在股后区，股二头肌与半腱肌之间，臀沟下 6 寸。

【主　治】腰骶臀股部疼痛，坐骨神经痛，下肢痿痹，下肢瘫痪。

◆ **浮郄**

【定　位】在膝后区，腘横纹上1寸，股二头肌腱的内侧。

【主　治】腹泻，便秘，臀股麻木，小腿转筋，下肢痿痹，失眠。

◆ **委阳**

下合穴之一，三焦之下合穴。

【定　位】在膝后区，腘横纹上，股二头肌腱的内侧。

【主　治】胸腹胀，发热，小便不利，腰脊强痛，腿足挛痛，便秘，痔疮。

◆ **委中**

五输穴之一，膀胱经合穴，膀胱之下合穴。

【定　位】在膝后区，腘横纹中点，股二头肌腱与半腱肌肌腱的中间。

【主　治】腰背痛，风寒湿痹，下肢痿痹，筋挛急，腹痛，吐泻，小便不利，遗尿，丹毒，乳痈。

◆ **附分**

交会穴之一，手足太阳之会。

【定　位】在脊柱区，第2胸椎棘突下，旁开3寸。

【主　治】感冒，气喘，颈项强痛，肩背拘急，肘臂麻木。

◆ **魄户**

【定　位】在脊柱区，第3胸椎棘突下，旁开3寸。

【主　治】咳嗽，气喘，咯血，肺痨，颈项强痛，肩背痛，霍乱呕吐。

◆ 膏肓

【定　位】在脊柱区，第4胸椎棘突下，旁开3寸。

【主　治】咳嗽，气喘，肺结核，健忘，盗汗，遗精，完谷不化，神经衰弱，久病体虚。

◆ 神堂

【定　位】在脊柱区，第5胸椎棘突下，旁开3寸。

【主　治】咳嗽，气喘，心痛，心悸，失眠，胸闷，脊背强痛。

◆ 譩譆

【定　位】在脊柱区，第6胸椎棘突下，旁开3寸。

【主　治】咳嗽，气喘，目眩，目痛，鼻衄，疟疾，热病，肩背痛。

◆ 膈关

【定　位】在脊柱区，第7胸椎棘突下，旁开3寸。

【主　治】食欲不振，呕吐，嗳气，呃逆，胸闷，脊背强痛。

◆ 魂门

【定　位】在脊柱区，第9胸椎棘突下，旁开3寸。

【主　治】食欲不振，呕吐，肠鸣，泄泻，胸胁痛，胃痛，背痛。

◆ 阳纲

【定　位】在脊柱区，第10胸椎棘突下，旁开3寸。

【主　治】腹痛，肠鸣，泄泻，痢疾，黄疸，消渴，背痛。

◆ 意舍

【定　位】在脊柱区，第11胸椎棘突下，旁开3寸。

【主　治】腹胀，肠鸣，呕吐，泄泻，消化不良，黄疸，消渴，噎膈，脊背痛，水肿。

◆ 胃仓

【定　位】在脊柱区，第12胸椎棘突下，旁开3寸。

【主　治】胃脘痛，腹胀，便秘，腰脊背痛，水肿，伤食吐泻。

◆ 肓门

【定　位】在腰区，第1腰椎棘突下，旁3开寸。

【主　治】腹痛，便秘，黄疸，淋证，痞块，乳疾。

◆ 志室

【定　位】在腰区，第2腰椎棘突下，旁开3寸。

【主　治】遗精，阳痿，早泄，遗尿，尿频，小便不利，水肿，月经不调，腰脊强痛。

◆ 胞肓

【定　位】在骶区，横平第2骶后孔，骶正中嵴旁开3寸。

【主　治】腹胀，肠鸣，腹泻，便秘，小便不利，阴肿疼痛，癃闭，腰脊强痛。

◆ 秩边

【定　位】在骶区，横平第4骶后孔，骶正中嵴旁开3寸。

【主　治】小便不利，便秘，痔疾，癃闭，结石，腰骶痛，坐骨神经痛，下肢麻木，下肢瘫痪。

◆ 合阳

【定　位】在小腿后区，腘横纹下2寸，腓肠肌内、外侧头之间。

【主　治】腰脊强痛，下肢痹痛，疝气，崩漏，阴中暴痛，睾丸肿痛，阳痿。

◆ 承筋

【定　位】在小腿后区，腘横纹下5寸，腓肠肌两肌腹中央。

【主　治】腰膝痹痛，痔疮，便秘，鼻衄，癫疾。

◆ 承山

【定　位】在小腿后区，腓肠肌两肌腹与肌腱交角处。

【主　治】脱肛，痔疾，便秘，脚气，腰腿拘急疼痛。

◆ 飞扬

足太阳膀胱经络穴。

【定　位】在小腿后区，外踝后，昆仑穴直上7寸，承山外侧斜下方1寸处。

【主　治】头痛，目眩，鼻衄，鼻塞，痔疾，腰腿疼痛，下肢无力，下肢麻木。

◆ 跗阳

阳跷脉之郄穴。

【定　位】在小腿后区，外踝后，昆仑穴直上3寸，腓骨与跟腱之间。

【主　治】头痛，头重，目眩，腰骶痛，下肢痿痹，外踝肿痛，寒湿脚气，两足生疮。

◆ 昆仑

五输穴之一，膀胱经经穴。

【定　位】在踝区，外踝尖与跟腱之间的凹陷处。

【主　治】头痛，项强，目痛，目眩，鼻衄，癫痫，难产，疟疾，腰骶疼痛，脚跟肿痛。

◆ 仆参

交会穴之一，足太阳、阳跷脉所会。

【定　位】在跟区，外踝后下方，昆仑直下，跟骨外侧，赤白肉际处。

【主　治】足跟痛，足痿，癫痫，狂言。

◆ 申脉

八脉交会之一，通阳跷脉。

【定　位】在踝区，外踝尖直下，外踝下缘与跟骨之间凹陷处。

【主　治】头痛，眩晕，目赤痛，鼻衄，口眼歪斜，癫狂，痫证，失眠，腰腿酸痛，足跟肿痛，半身不遂。

◆ 金门

足太阳膀胱经郄穴。

【定　位】在足背，外踝前缘直下，第5跖骨粗隆后方，骰骨下缘凹陷处。

【主　治】头痛，牙痛，癫痫，小儿惊风，腰腿痛，肩背痛，下肢痿痹，外踝痛，足部扭伤。

◆ 京骨

足太阳膀胱经原穴。

【定　位】在跖区，第 5 跖骨粗隆下方，赤白肉际处。

【主　治】头痛，眩晕，项强，目赤，目翳，鼻塞，鼻衄，癫痫，腰痛，半身不遂，寒湿脚气，两足生疮。

◆ 束骨

五输穴之一，膀胱经输穴。

【定　位】在跖区，第 5 跖趾关节的近端，赤白肉际处。

【主　治】头痛，项强，目眩，目赤，耳聋，癫狂，腰腿痛，痔疮。

◆ 足通谷

五输穴之一，膀胱经荥穴。

【定　位】在足趾，第 5 跖趾关节的远端，赤白肉际处。

【主　治】头痛，项强，目眩，鼻衄，癫狂，热病，咳嗽，气喘，胸满。

◆ 至阴

五输穴之一，膀胱经井穴。

【定　位】在足小趾末节外侧，趾甲根角侧后方 0.1 寸（指寸）。

【主　治】头痛，目痛，鼻塞，鼻衄，心烦，胸胁痛，胎位不正，难产，小便不利，足下热。

足少阴肾经经穴（图2-11）

◆ 涌泉

五输穴之一，肾经井穴。

【定　位】在足底部，屈足卷趾时足心最凹陷处，约足底第2、3趾蹼缘与足跟中点连线的前 1/3 与后 2/3 交点上。

【主　治】咳嗽，气喘，咽喉肿痛，咳血，肺痨，头痛，头昏，目眩，鼻衄，失音，失眠，便秘，小便不利，小儿惊风，癫狂，昏厥，阳痿，经闭，难产，足心热，下肢瘫痪。

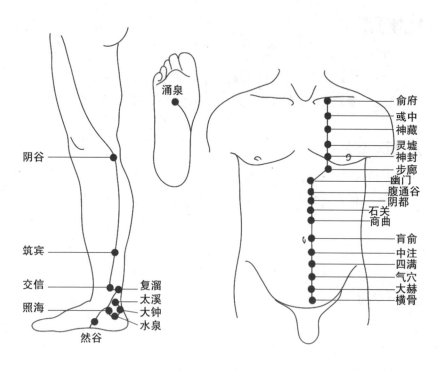

图 2-11　足少阴肾经经穴

◆ 然谷

五输穴之一，肾经荥穴。

【定　位】在足内侧缘，足舟骨粗隆下方，赤白肉际处。

【主　治】咽喉肿痛，咳血，消渴，泄泻，月经不调，带下，遗精，尿血，小便不利，小儿脐风，口噤，不孕症。

◆ 太溪

五输穴之一，肾经腧穴，肾经之原穴。

【定　位】在踝区，内踝尖与跟腱之间的凹陷处。

【主　治】头痛目眩，咳嗽，气喘，咽喉肿痛，咳血，牙痛，耳聋，耳鸣，鼻衄，便秘，消渴，月经不调，闭经，带下，不孕，失眠，健忘，遗尿，癃闭，遗精，阳痿，小便频数，水肿，腰痛。

◆ 大钟

足少阴肾经络穴。

【定　位】在跟区，内踝后下方，跟骨上缘，跟腱附着部的内侧前方凹陷处。

【主　治】咳嗽，气喘，咽喉肿痛，咳血，烦心，失眠，痴呆，癃闭，遗尿，便秘，月经不调，足跟肿痛，腰脊强痛。

◆ 水泉

足少阴肾经郄穴。

【定　位】在跟区，内踝后下方，太溪直下 1 寸，跟骨结节内侧凹陷处。

【主　治】月经不调，痛经，经闭，子宫脱垂，小便不利，腹痛，足跟痛。

◆ 照海

足少阴八脉交会穴，通阴跷脉。

【定　位】在踝区，内踝尖下 1 寸，内踝下缘边际凹陷处。

【主　治】咽喉肿痛，心痛，气喘，便秘，肠鸣，腹泻，癫痫，失眠，月经不调，子宫脱垂，小便频数，癃闭。

◆ 复溜

五输穴之一，肾经经穴。

【定　位】在小腿内侧，内踝尖上 2 寸，跟腱的前方。

【主　治】腹胀，肠鸣，泄泻，水肿，盗汗，遗精，早泄，热病无汗，腰脊强痛。

◆ 交信

阴跷之郄穴。

【定　位】在小腿内侧，内踝尖上 2 寸，复溜前 0.5 寸，胫骨内侧缘的后方凹陷处。

【主　治】腹泻，便秘，痢疾，月经不调，崩漏，睾丸肿痛，疝气。

◆ 筑宾

阴维脉之郄穴。

【定　位】在小腿内侧，太溪与阴谷的连线上，太溪直上 5 寸，比目鱼肌与跟腱之间。

【主　治】癫狂，疝气，脚软无力，小腿疼痛，不孕。

◆ 阴谷

五输穴之一，肾经合穴。

【定　位】在膝后区，腘横纹上，当半腱肌肌腱与半膜肌肌腱之间。

【主　治】腹痛，阳痿，遗精，疝气，崩漏，带下，经闭，小便不利，膝股内侧痛。

◆ **横骨**

交会穴之一，冲脉、足少阴之会。

【定 位】在下腹部，脐中下 5 寸，前正中线旁开 0.5 寸。

【主 治】遗精，阳痿，阴痛，疝气，遗尿，小便不利。

◆ **大赫**

交会穴之一，冲脉、足少阴之会。

【定 位】在下腹部，脐中下 4 寸，前正中线旁开 0.5 寸。

【主 治】遗精，阳痿，月经不调，痛经，带下，不孕，泄泻，痢疾。

◆ **气穴**

交会穴之一，冲脉、足少阴之会。

【定 位】在下腹部，脐中下 3 寸，前正中线旁开 0.5 寸。

【主 治】月经不调，痛经，白带，不孕，小便不利，遗精，阳痿。

◆ **四满**

交会穴之一，冲脉、足少阴之会。

【定 位】在下腹部，脐中下 2 寸，前正中线旁开 0.5 寸。

【主 治】月经不调，痛经，带下，不孕，腹痛，便秘，疝气，遗精，遗尿，水肿。

◆ **中注**

交会穴之一，冲脉、足少阴之会。

【定 位】在下腹部，脐中下 1 寸，前正中线旁开 0.5 寸。

【主 治】腹胀，腹泻，呕吐，便秘，痢疾，月经不调，痛经。

◆ 肓俞

交会穴之一，冲脉、足少阴之会。

【定　位】在腹部，脐中旁开 0.5 寸。

【主　治】腹痛，腹胀，腹泻，便秘，痢疾，呕吐，月经不调，腰脊痛。

◆ 商曲

交会穴之一，冲脉、足少阴之会。

【定　位】在上腹部，脐中上 2 寸，前正中线旁开 0.5 寸。

【主　治】腹痛，腹胀，腹泻，便秘，痢疾，呕吐。

◆ 石关

交会穴之一，冲脉、足少阴之会。

【定　位】在上腹部，脐中上 3 寸，前正中线旁开 0.5 寸。

【主　治】腹痛，便秘，呃逆，呕吐，产后腹痛，经闭，带下，妇人不孕。

◆ 阴都

交会穴之一，冲脉、足少阴之会。

【定　位】在上腹部，脐中上 4 寸，前正中线旁开 0.5 寸。

【主　治】腹胀，腹痛，肠鸣，便秘，呕吐，妇人不孕，哮喘，疟疾。

◆ 腹通谷

交会穴之一，冲脉、足少阴之会。

【定　位】在上腹部，脐中上 5 寸，前正中线旁开 0.5 寸。

【主　治】消化不良，腹痛，腹胀，呕吐，心痛，心悸，胸痛，暴喑。

【注意事项】不可深刺，以防刺伤肝脏及胃。

◆ 幽门

交会穴之一，冲脉、足少阴之会。

【定　位】在上腹部，脐中上6寸，前正中线旁开0.5寸。

【主　治】消化不良，腹痛，腹胀，呕吐，泄泻，痢疾，乳汁不通，乳痈，健忘。

◆ 步廊

【定　位】在胸部，第5肋间隙，前正中线旁开2寸。

【主　治】咳嗽，气喘，胸胁胀满，食欲不振，呕吐，乳痈。

◆ 神封

【定　位】在胸部，第4肋间隙，前正中线旁开2寸。

【主　治】咳嗽，气喘，胸胁支满，食欲不振，呕吐，泄泻，乳痈。

◆ 灵墟

【定　位】在胸部，第3肋间隙，前正中线旁开2寸。

【主　治】咳嗽，气喘，胸胁胀痛，呕吐，乳痈。

◆ 神藏

【定　位】在胸部，第2肋间隙，前正中线旁开2寸。

【主　治】咳嗽，气喘，胸痛，食欲不振。

◆ 彧中

【定　位】在胸部，第1肋间隙，前正中线旁开2寸。

【主　治】咳嗽，气喘，痰壅，心悸，胸胁胀满，食欲不振，乳痈。

◆ 俞府

【定　位】在胸部，锁骨下缘，前正中线旁开 2 寸。

【主　治】咳嗽，气喘，胸痛，腹胀，呕吐，嗳气，食欲不振。

足少阳胆经经穴（图2-12）

◆ 瞳子髎

交会穴之一，手太阳、手足少阳之会。

【定　位】在面部，目外眦旁，眶外侧 0.5 寸凹陷处。

【主　治】头痛，目痛，目赤，目翳，迎风流泪，口眼歪斜。

◆ 听会

【定　位】在面部，耳屏间切迹与下颌骨髁突之间的凹陷处。

【主　治】耳聋，耳鸣，脓耳，牙痛，口眼歪斜。

◆ 上关

交会穴之一，手足少阳、足阳明之会。

【定　位】在面部，下关直上，颧弓上缘中央凹陷处。

【主　治】头痛，青盲，目眩，耳聋，耳鸣，口眼歪斜，牙痛，口噤，癫痫。

◆ 颔厌

交会穴之一，手足少阳、足阳明之会。

【定　位】在头部，头维与曲鬓弧形连线的上 1/4 与下 3/4 的交点处。

【主　治】头痛，目眩，耳聋，耳鸣，牙痛，癫痫。

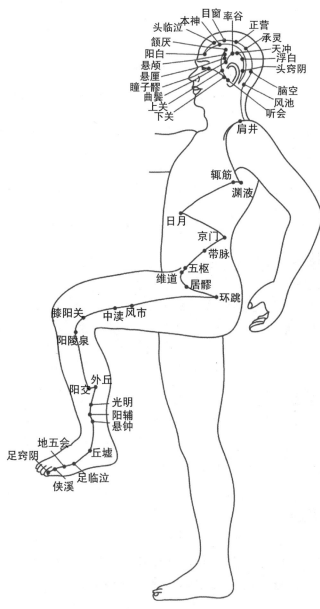

图 2-12 足少阳胆经经穴

◆ 悬颅

交会穴之一，手足少阳、足阳明之会。

【定　位】在头部，头维与曲鬓弧形连线的中点处。

【主　治】偏头痛，面肿，目赤，目外眦痛，鼻衄，牙痛。

◆ 悬厘

交会穴之一，手足少阳、足阳明之会。

【定　位】在头部,头维与曲鬓弧形连线的上 3/4 与下 1/4 交点处。

【主　治】偏头痛，面肿，目赤，目外眦痛，耳鸣，牙痛，癫痫。

◆ 曲鬓

交会穴之一，足太阳、少阳之会。

【定　位】在头部，耳前鬓角发际后缘与耳尖水平线的交点处。

【主　治】头痛，眩晕，项强，颌颊肿痛，目赤肿痛，牙痛，牙关紧闭，呕吐，暴喑。

◆ 率谷

交会穴之一，足太阳、少阳之会。

【定　位】在头部，耳尖直上，入发际 1.5 寸。

【主　治】呕吐，头痛，眩晕，小儿惊风。

◆ 天冲

交会穴之一，足太阳、少阳之会。

【定　位】在头部，耳根后缘直上，入发际 2 寸，率谷后 0.5 寸。

【主　治】头痛，牙龈肿痛，瘿气，癫痫，惊恐，疝气。

◆ 浮白

交会穴之一，足太阳、少阳之会。

【定　位】在头部，耳后乳突的后上方，天冲与完骨弧形连线的上 1/3 与下 2/3 的交点处。

【主　治】头痛,目痛,牙痛,耳聋,耳鸣,颈项强痛,瘿瘤,瘰疬。

◆ 头窍阴

交会穴之一，手足太阳、少阳之会。

【定　位】在头部，耳后乳突的后上方，天冲与完骨弧形连线的上 2/3 与下 1/3 交点处。

【主　治】头痛,眩晕,颈项强痛,口眼歪斜,耳聋,耳鸣,目痛,口苦，牙痛，胸胁痛。

◆ 完骨

交会穴之一，足太阳、足少阳之会。

【定　位】在头部，耳后乳突的后下方凹陷处。

【主　治】头痛，失眠，面瘫，目疾，脓耳，龋齿。

◆ 本神

交会穴之一，足少阳、阳维之会。

【定　位】在头部，前发际上 0.5 寸，头正中线旁开 3 寸，神庭与头维弧形连线的内 2/3 与外 1/3 的交点处。

【主　治】头痛，眩晕，癫痫，小儿惊风，中风，胸胁疼痛。

◆ 阳白

交会穴之一，手足阳明、足少阳、阳维五脉交会。

【定　位】在头部，瞳孔直上，眉上 1 寸。

【主　治】咳喘，气逆，头痛，目眩，目痛，面瘫。

◆ 头临泣

交会穴之一，足太阳、手足少阳、阳维之会。

【定　位】在头部，瞳孔直上，入前发际 0.5 寸，神庭与头维弧形连线的中点处。

【主　治】头痛，目眩，目赤肿痛，耳聋，耳鸣，鼻塞，鼻渊，小儿惊痫。

◆ 目窗

交会穴之一，足少阳、阳维之会。

【定　位】在头部，瞳孔直上，前发际上 1.5 寸，头正中线旁开 2.25 寸处。

【主　治】头痛，头晕，目眩，目赤肿痛，青盲，近视，上齿龋肿，小儿惊痫。

◆ 正营

交会穴之一，足少阳、阳维之会。

【定　位】在头部，瞳孔直上，前发际上 2.5 寸，头正中线旁开 2.25 寸处。

【主　治】头痛，眩晕，目赤肿痛，面目浮肿。

◆ 承灵

交会穴之一，足少阳、阳维之会。

【定　位】在头部，瞳孔直上，前发际上 4 寸，正营后 1.5 寸，横平通天。

【主　治】头痛，眩晕，鼻渊，鼻衄，咳喘。

◆ 脑空

交会穴之一，足少阳、阳维之会。

【定　位】在头部，枕外隆凸的上缘外侧，风池直上，横平脑户、玉枕。

【主　治】头痛，目眩，目赤肿痛，耳聋，耳鸣。

◆ 风池

交会穴之一，足少阳、阳维之会。

【定　位】在颈后区，枕骨之下，横平风府，胸锁乳突肌上端与斜方肌上端之间的凹陷处。

【主　治】头痛，眩晕，目赤肿痛，目视不明，迎风流泪，面肿，青盲，鼻渊，鼻衄，耳聋，耳鸣，头痛发热，颈项强痛，中风，气厥，失眠，癫痫。

◆ 肩井

交会穴之一，手足少阳、阳维之会。

【定　位】在肩胛区，第 7 颈椎棘突与肩峰最外侧点连线的中点。

【主　治】头项强痛，肩背疼痛，坐骨神经痛，中风，乳痈，脚气。

◆ 渊腋

【定　位】在胸外侧区，举臂，在腋中线上，腋下 3 寸，第 4 肋间隙处。

【主　治】咳嗽，胁痛，胸满，腋下肿，臂痛不举。

◆ 辄筋

交会穴之一，足太阳、少阳之会。

【定　位】在胸外侧区，腋中线前 1 寸，平乳头，第 4 肋间隙处。

【主　治】胸满，胁痛，咳嗽，气喘，中风，痢疾。

◆ 日月

胆之募穴，交会穴之一，足太阴、少阳之会。

【定　位】在胸部，乳头直下，第 7 肋间隙处，前正中线旁开 4 寸。

【主　治】胁肋胀痛，气逆吞酸，呕吐，黄疸。

◆ 京门

肾之募穴。

【定　位】在上腰部，第 12 肋骨游离端的下方。

【主　治】腹胀，腹痛，小便不利，腰脊痛，项背痛。

◆ 带脉

交会穴之一，足少阳、带脉交会。

【定　位】在侧腹部，第 11 肋骨游离端下方垂线与脐水平线的交点处。

【主　治】腰痛，腹痛，月经不调，赤白带下，闭经，痛经，不孕。

◆ 五枢

交会穴之一，足少阳、带脉交会。

【定　位】在下腹部，髂前上棘内侧，横平脐下 3 寸。

【主　治】气血不和，月经不调，赤白带下，少腹痛，便秘，疝气，腰胯痛。

◆ 维道

交会穴之一，足少阳、带脉交会。

【定　位】在下腹部，髂前上棘前下方，五枢前下 0.5 寸。

【主　治】月经不调，带下，阴挺，少腹痛，呕吐，水肿，腰胯痛。

◆ 居髎

交会穴之一，阳跷、足少阳、阳维交会。

【定　位】在臀区,髂前上棘与股骨大转子最凸点连线的中点处。

【主　治】口眼歪斜，眼睑瞤动，青盲，鼻衄，牙痛，唇颊肿痛，腰腿痹痛，瘫痪。

◆ 环跳

交会穴之一，足少阳、足太阳交会。

【定　位】在臀区，股骨大转子最凸点与骶管裂孔连线的外 1/3 与内 2/3 的交点处。

【主　治】中风，下肢痿痹，遍身风疹，脚气，水肿。

◆ 风市

【定　位】在股部，大腿外侧中线上，腘横纹上 7 寸。

【主　治】腰腿酸痛，下肢痿痹，麻木，皮肤瘙痒，脚气。

◆ 中渎

【定　位】在股部，风市下 2 寸，或腘横纹上 5 寸，股外侧肌与股二头肌之间。

【主　治】胁腰胯腿痛，下肢痿痹、麻木，半身不遂，脚气。

◆ 膝阳关

【定　位】在膝外侧，阳陵泉上 3 寸，股骨外上髁上方凹陷处。

【主　治】膝膑肿痛，腘筋挛急，小腿麻木，呕吐流涎。

◆ 阳陵泉

五输穴之一，胆经合穴，八会穴（筋会），胆之下合穴。

【定　位】在小腿外侧，腓骨头前下方凹陷处。

【主　治】头痛，目痛，颊肿，耳聋，耳鸣，气喘，咳逆，胸胁痛，黄疸，下肢痿痹，脚气，半身不遂，遗尿。

◆ 阳交

阳维脉之郄穴。

【定　位】在小腿外侧，外踝尖上 7 寸，腓骨后缘。

【主　治】咽喉肿痛，面肿，胸胁胀满，下肢痿痹，惊狂，癫疾，膝股痛。

◆ 外丘

足少阳胆经郄穴。

【定　位】在小腿外侧，外踝尖上 7 寸，腓骨前缘，平阳交。

【主　治】颈项强痛，胸胁支满，肝郁气滞，下肢痿痹，脚气，癫痫。

◆ 光明

足少阳胆经络穴。

【定　位】在小腿外侧，外踝尖上 5 寸，腓骨前缘。

【主　治】目赤肿痛，夜盲，视物不明，颊肿，乳房胀痛，膝痛，下肢痿痹。

◆ **阳辅**

五输穴之一，胆经经穴。

【定　位】在小腿外侧，外踝尖上 4 寸，腓骨前缘。

【主　治】偏头痛，目外眦痛，咽喉肿痛，胸胁痛，腋下肿，下肢痹痛，瘰疬。

◆ **悬钟**

八会穴之一，髓会又名绝骨。

【定　位】在小腿外侧，外踝尖上 3 寸，腓骨前缘。

【主　治】头晕，失眠，记忆减退，耳聋，耳鸣，高血压，咽喉肿痛，颈项强痛，落枕，瘙痒，胸腹胀满，腋下肿，胁肋疼痛，下肢痿痹，膝腿痛，脚气，半身不遂。

◆ **丘墟**

足少阳胆经原穴。

【定　位】在踝区，外踝的前下方，趾长伸肌腱的外侧凹陷处。

【主　治】偏头痛，颈项痛，目疾，耳聋，牙痛，咽喉肿痛，疟疾，疝气，胸胁痛，瘰疬。

◆ **足临泣**

五输穴之一，胆经输穴。八脉交会穴之一，通带脉。

【定　位】在足背外侧，第 4、5 跖骨底结合部的前方，第 5 趾长伸肌腱外侧凹陷处。

【主　治】头痛，目眩，牙痛，耳聋，咽喉肿痛，乳痛，瘰疬，胁肋疼痛，足跗肿痛。

◆ 地五会

【定　位】在足背外侧，第4、5趾骨之间，第4跖趾关节近端凹陷处。

【主　治】头痛，目眩，目赤肿痛，耳聋，耳鸣，乳房胀痛，足跗肿痛。

◆ 侠溪

五输穴之一，胆经荥穴。

【定　位】在足背外侧，第4、5趾间，趾蹼缘后方赤白肉际处。

【主　治】头痛，颊肿，目外眦赤痛，耳聋，耳鸣，气喘，咳逆，胁肋疼痛，膝股痛，足跗肿痛，乳痈。

◆ 足窍阴

五输穴之一，胆经井穴。

【定　位】在足趾，第4趾末节外侧，趾甲根角侧后方0.1寸（指寸）。

【主　治】头痛，失眠，目赤肿痛，耳聋，耳鸣，喉痹，咳逆，胸胁痛，热病。

足厥阴肝经经穴（图2-13）

◆ 大敦

五输穴之一，肝经井穴。

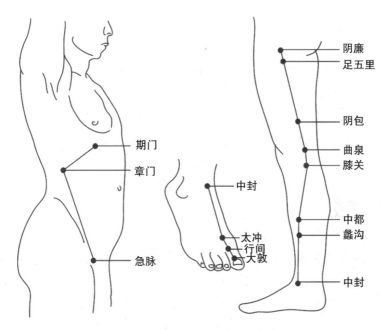

图 2-13 足厥阴肝经经穴

【定　位】在足趾,大趾末节外侧,趾甲根角侧后方 0.1 寸(指寸)。

【主　治】月经不调,闭经,崩漏,疝气,遗尿,癃闭,癫狂,痫证。

◆ 行间

五输穴之一,肝经荥穴。

【定　位】在足背侧,第 1、2 趾间,趾蹼缘后方赤白肉际处。

【主　治】头痛,眩晕,目赤肿痛,青盲,耳聋,耳鸣,口歪,鼻衄,咳血,心烦,失眠,胸胁胀痛,中风,癫痫,月经过多,痛经,闭经,崩漏,带下,遗精,阳痿。

◆ 太冲

五输穴之一，肝经输穴。肝经之原穴。

【定　位】在足背侧，第 1、2 跖骨间，跖骨底结合部前方凹陷中，触及动脉搏动处。

【主　治】头痛，眩晕，目赤肿痛，咽痛嗌干，心烦，失眠，癫痫，小儿惊风，腰脊疼痛，瘰疬，月经不调，闭经，痛经，崩漏，带下，乳痈，难产，精液不足，遗尿，癃闭。

◆ 中封

五输穴之一，肝经经穴。

【定　位】在踝区，内踝前，商丘与解溪连线之间，胫骨前肌腱的内侧凹陷处。

【主　治】头痛，眩晕，疝气，阴茎痛，遗精，小便不利，黄疸，胸腹胀满，腰痛，足冷，内踝肿痛。

◆ 蠡沟

足厥阴肝经络穴。

【定　位】在小腿内侧，内踝尖上 5 寸，胫骨内侧面的中央。

【主　治】月经不调，子宫脱垂，带下，崩漏，阴挺，阴痒，疝气，遗尿，癃闭，睾丸肿痛，小腹痛，腰痛。

◆ 中都

足厥阴肝经郄穴。

【定　位】在小腿内侧，内踝尖上 7 寸，胫骨内侧面的中央。

【主　治】胁痛，小腹痛，腹胀，泄泻，疝气，崩漏，遗精，恶露不尽。

◆ 膝关

【定　位】在膝部，胫骨内上髁的后下方，阴陵泉后 1 寸。

【主　治】咽喉肿痛，膝关节痛，下肢痿痹。

◆ 曲泉

五输穴之一，肝经合穴。

【定　位】在膝部，腘横纹内侧端，半腱肌、半膜肌止端肌腱内缘凹陷处。

【主　治】头痛，目眩，癫狂，月经不调，痛经，子宫脱垂，白带，阴挺，阴痒，遗精，阳痿，疝气，癃闭，小便不利，膝膑肿痛，下肢痿痹。

◆ 阴包

【定　位】在股前区，股骨内上髁上 4 寸，股内肌与缝匠肌之间。

【主　治】腹痛，腰痛，月经不调，遗尿，遗精，阳痿，小便不利。

◆ 足五里

【定　位】在股前区，气冲直下 3 寸，耻骨结节下方，长收肌的外缘。

【主　治】小腹胀痛，小便不利，遗尿，阴挺，睾丸肿痛，嗜卧，瘰疬，股内侧痛。

◆ 阴廉

【定　位】在股前区，气冲直下 2 寸。

【主　治】小腹疼痛，月经不调，赤白带下，不孕，遗尿，股内侧痛，下肢挛急。

◆ 急脉

【定　位】在腹股沟区,横平耻骨联合上缘,前正中线旁开 2.5 寸。

【主　治】小腹痛,疝气,阴挺,子宫脱垂,阴茎痛,股内侧痛。

◆ 章门

脾之募穴。足厥阴、足少阳之会。八会穴之一,脏会穴。

【定　位】在侧腹部,第 11 肋游离端的下方。

【主　治】咳嗽,气喘,心烦,惊风,腹胀,腹痛,肠鸣,泄泻,呕吐,血尿,疝气,胸胁痛,黄疸,痞块,小儿疳积,腰脊痛。

◆ 期门

肝之募穴。交会穴之一,足太阴、厥阴、阴维之会。

【定　位】在胸部,乳头直下,第 6 肋间隙,前正中线旁开 4 寸。

【主　治】目眩,面赤,咳喘,吞酸,饥不欲食,呕吐,呃逆,小便不利,癃闭,疝气,难产,乳汁不足,胸胁胀满疼痛,胸中热,疟疾,伤寒热入血室。

督脉经穴（图2-14）

◆ 长强

督脉络穴；足少阴、足少阳所交会。

【定　位】在会阴区,尾骨下方,尾骨端与肛门连线的中点处。

【主　治】泄泻,便秘,便血,痔疾,脱肛,阴部湿痒,遗精,阳痿,腰脊、尾骶部疼痛,癫狂,小儿惊痫。

◆ 腰俞

【定　位】在骶区,后正中线上,正对骶管裂孔。

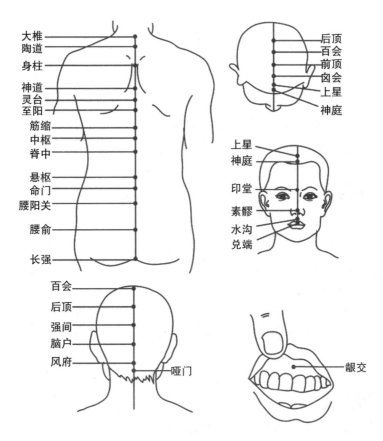

图 2—14 督脉经穴

【主　治】腹泻，便秘，便血，痔疾，脱肛，癫痫，月经不调，腰脊强痛，下肢痿痹。

◆ 腰阳关

【定　位】在脊柱区，后正中线上，第 4 腰椎棘突下凹陷处。

【主　治】月经不调，赤白带下，遗精，阳痿，便血，腰骶疼痛，下肢痿痹。

◆ 命门

【定　位】在脊柱区，后正中线上，第2腰椎棘突下凹陷处。

【主　治】头痛，耳鸣，遗尿，尿频，泄泻，月经不调，赤白带下，白浊，遗精，阳痿，早泄，癫痫，惊恐，腰脊强痛，手足逆冷。

◆ 悬枢

【定　位】在脊柱区，后正中线上，第1腰椎棘突下凹陷处。

【主　治】腹痛，腹胀，腹泻，痢疾，脱肛，腰脊强痛。

◆ 脊中

【定　位】在脊柱区，后正中线上，第11胸椎棘突下凹陷处。

【主　治】胃痛，腹泻，痢疾，脱肛，便血，黄疸，小儿疳积，癫痫，腰脊强痛。

◆ 中枢

【定　位】在脊柱区，后正中线上，第10胸椎棘突下凹陷处。

【主　治】胃痛，腹胀，呕吐，食欲不振，黄疸，腰背痛。

◆ 筋缩

【定　位】在脊柱区，后正中线上，第9胸椎棘突下凹陷处。

【主　治】胃痛，黄疸，癫狂，惊痫，抽搐，脊强，背痛。

◆ 至阳

【定　位】在脊柱区，后正中线上，第7胸椎棘突下凹陷处。

【主　治】咳嗽，气喘，胸胁胀痛，腹痛，黄疸，腰背疼痛，脊强，身热。

◆ 灵台

【定　位】在脊柱区，后正中线上，第6胸椎棘突下凹陷处。

【主　治】咳嗽，气喘，项强，胃痛，脊痛，身热，疔疮。

◆ 神道

【定　位】在脊柱区，后正中线上，第5胸椎棘突下凹陷处。

【主　治】咳嗽，气喘，身热，头痛，惊悸，怔忡，失眠健忘，中风不语，癫痫，疟疾，小儿惊风，腰脊强，肩背痛，肋间神经痛。

◆ 身柱

【定　位】在脊柱区，后正中线上，第3胸椎棘突下凹陷处。

【主　治】咳嗽，气喘，身热，头痛，惊厥，癫痫，后脊强痛，疔疮。

◆ 陶道

交会穴之一，督脉、足太阳之会。

【定　位】在脊柱区，后正中线上，第1胸椎棘突下凹陷处。

【主　治】咳嗽，气喘，头痛，脊强，恶寒发热，骨蒸潮热，疟疾，癫狂，胸痛，脊背酸痛。

◆ 大椎

交会穴之一，手足三阳、督脉之会。

【定　位】在脊柱区，后正中线上，第7颈椎棘突下凹陷处。

【主　治】咳嗽，喘逆，头痛，项强，骨蒸潮热，疟疾，霍乱，黄疸，风疹，中暑，呕吐，小儿惊风，癫痫，肩背痛，腰脊强。

◆ 哑门

交会穴之一，督脉、阳维之会。

【定　位】在颈后区，后发际正中直上 0.5 寸，第 1 颈椎下。

【主　治】头痛，颈强，暴喑，舌强不语，音哑，重舌，衄血，呕吐，脊强反折，中风，尸厥，癫痫，癔病。

◆ 风府

交会穴之一，足太阳、督脉、阳维之会。

【定　位】在颈后区，枕外隆凸直下，两侧斜方肌之间凹陷处。

【主　治】头痛，眩晕，目痛，鼻衄，失音，咽喉肿痛，颈项强痛，癫痫，癔病，中风，悲恐惊悸，半身不遂。

◆ 脑户

交会穴之一，足太阳、督脉之会。

【定　位】在头部，后正中线与枕外隆凸的上缘交点的凹陷处，横平玉枕。

【主　治】头重，项强，头痛，眩晕，面赤，面痛，目黄，音哑，失音，癫痫，瘿瘤。

◆ 强间

【定　位】在头部，后发际正中直上 4 寸（脑户直上 1.5 寸凹陷处）。

【主　治】头痛，项强，目眩，口㖞，癫痫，心烦，失眠。

◆ 后顶

【定 位】在头部,后发际正中直上 5.5 寸(百会向后 1.5 寸处)。

【主 治】头痛,项强,眩晕,心烦,失眠,癫痫。

◆ 百会

交会穴之一,手足三阳、督脉、足厥阴之会。

【定 位】在头部,前发际正中直上 5 寸。

【主 治】头痛,眩晕,鼻塞,耳鸣,喘息,疝气,癫痫,癔病,失眠,健忘,脱肛,痔疾,泄泻,阴挺,子宫脱垂。

◆ 前顶

【定 位】在头部,前发际正中直上 3.5 寸(百会与囟会连线的中点)。

【主 治】头晕,目眩,目赤肿痛,鼻渊,癫痫,小儿惊风。

◆ 囟会

【定 位】在头部,前发际正中直上 2 寸。

【主 治】头痛,目眩,面赤肿痛,鼻渊,鼻衄,癫痫,嗜睡,小儿惊风。

◆ 上星

【定 位】在头部,前发际正中直上 1 寸。

【主 治】头痛,眩晕,目赤肿痛,迎风流泪,鼻渊,鼻衄,癫痫,小儿惊风,疟疾,热病。

◆ 神庭

交会穴之一，足太阳、督脉、足阳明之会。

【定　位】在头部，前发际正中直上 0.5 寸。

【主　治】头痛，眩晕，目赤肿痛，鼻渊，鼻衄，癫痫。

◆ 太阳

【定　位】在额部，两眉头之间。

【主　治】头痛，头晕，失眠，健忘，目赤肿痛，鼻渊，鼻衄，呕吐，产妇血晕，子痫，小儿惊风，三叉神经痛。

◆ 素髎

【定　位】在面部，鼻尖的正中央。

【主　治】鼻渊，鼻衄，喘息，惊厥，昏迷，新生儿窒息。

◆ 水沟

交会穴之一，督脉、手足阳明之会。

【定　位】在面部，人中沟的上 1/3 与中 1/3 交点处。

【主　治】口眼歪斜，鼻塞，鼻衄，中暑，昏迷，牙关紧闭，癫痫，小儿惊风，黄疸，消渴，霍乱，脊背强痛，腰扭伤。

◆ 兑端

【定　位】在面部，上唇结节的中点。

【主　治】口歪，鼻塞，鼻衄，牙痛，口疮臭秽，昏迷，晕厥，癫狂，癔病。

◆ 龈交

交会穴之一，任脉、督脉、足阳明之会。

【定　位】在上唇内，上唇系带与上牙龈的交点。

【主　治】面瘫，鼻渊，口腔溃疡，牙龈肿痛，癫狂，心烦，癔症。

任脉经穴（图2-15）

◆ **会阴**

交会穴之一，任脉、督脉、冲脉之会。

【定　位】在会阴区，男性在阴囊根部与肛门连线的中点处，女性在大阴唇后联合与肛门连线的中点处。

【主　治】小便不利，遗尿，阴茎痛，遗精，月经不调，闭经，子宫脱垂，痔疾，脱肛，疝气，窒息，昏迷，癫狂，惊痫。

◆ **曲骨**

交会穴之一，任脉、足厥阴之会。

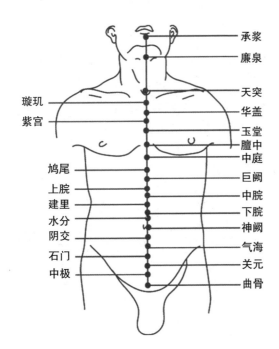
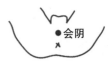

图 2—15　任脉经穴

【定　位】在下腹部，前正中线上，耻骨联合上缘中点。

【主　治】小腹胀满，疝气，小便不利，遗尿，遗精，阳痿，阴囊湿痒，月经不调，痛经，赤白带下。

◆ 中极

膀胱募穴。交会穴之一，足三阴、任脉之会。

【定　位】在下腹部，前正中线上，脐中下4寸。

【主　治】小腹痛，疝气，小便不利，遗尿，遗精，阳痿，早泄，月经不调，痛经，崩漏，带下，功能性子宫出血，不孕，滞产，产后恶露不止，胞衣不下。

◆ 关元

小肠募穴。交会穴之一，足三阴、任脉之会。

【定　位】在下腹部，前正中线上，脐中下3寸。

【主　治】腹痛，疝气，泄泻，痢疾，脱肛，便血，小便不利，遗尿，尿频，尿闭，遗精，阳痿，早泄，月经不调，痛经，闭经，崩漏，带下，不孕，产后恶露不止，中风脱证，虚痨羸瘦。

◆ 石门

三焦募穴。

【定　位】在下腹部，前正中线上，脐中下2寸。

【主　治】腹痛，腹胀，泄泻，疝气，小便不利，水肿，遗精，阳痿，经闭，崩漏，带下，产后恶露不止。

◆ 气海

气功下丹田之一，肓之原。

【定 位】在下腹部，前正中线上，脐中下 1.5 寸。

【主 治】腹痛，疝气，泄泻，痢疾，便秘，遗尿，遗精，阳痿，月经不调，痛经，经闭，崩漏，带下，子宫脱垂，形体羸瘦，四肢乏力。

◆ 阴交

交会穴之一，任脉、冲脉、足少阴之会。

【定 位】在下腹部，前正中线上，脐中下 1 寸。

【主 治】腹痛，腹胀，疝气，泄泻，便秘，小便不利，月经不调，崩漏，带下，阴痒，不孕，功能性子宫出血。

◆ 神阙

气功下丹田之一，脐中。

【定 位】在脐区，脐中央。

【主 治】腹痛，腹胀，肠鸣，腹泻，便秘，脱肛，小便不禁，月经不调，不孕，虚脱，水肿，休克。

◆ 水分

【定 位】在上腹部，前正中线上，脐中上 1 寸。

【主 治】腹痛，腹胀，肠鸣，泄泻，反胃，吐食，小便不通，水肿，小儿陷囟，腰脊强急。

◆ 下脘

交会穴之一，足太阴、任脉之会。

【定 位】在上腹部，前正中线上，脐中上 2 寸。

【主 治】腹痛，腹胀，肠鸣，泄泻，呕吐，呃逆，食谷不化，痞块，虚肿。

◆ 建里

【定 位】在上腹部，前正中线上，脐中上3寸。

【主 治】胃痛，食欲不振，腹胀，肠鸣，呕吐，肠中切痛，水肿。

◆ 中脘

八会穴之一，腑会。胃募穴。交会穴之一，手太阳、足阳明、任脉之会。

【定 位】在上腹部，前正中线上，脐中上4寸。

【主 治】腹痛，腹胀，肠鸣，泄泻，便秘，便血，呕吐，呃逆，反胃，吞酸，纳呆，食不化，痞积，膨胀，黄疸，哮喘，头痛，失眠，惊悸，怔忡，癫痫，惊风，产后血晕，胁下坚痛，虚劳吐血。

◆ 上脘

交会穴之一，任脉、手太阳、足阳明之会。

【定 位】在上腹部，前正中线上，脐中上5寸。

【主 治】胃痛，腹胀，消化不良，腹泻，呕吐，呃逆，纳呆，黄疸，癫痫。

◆ 巨阙

心之募穴。

【定 位】在上腹部，前正中线上，脐中上6寸。

【主 治】胃痛，吞酸，噎嗝，腹胀，腹痛，呕吐，呃逆，心烦，惊悸，癫痫，健忘，胸痛，心痛，胸满气短，咳逆上气。

◆ 鸠尾

任脉络穴，膏之原穴。

【定　位】在上腹部，前正中线上，剑胸结合下 1 寸。

【主　治】胃痛，反胃，呕吐，呃逆，心痛，心悸，心烦，癫痫，胸中满痛，咳嗽气喘。

◆ 中庭

【定　位】在胸部，前正中线上，平第 5 肋间，即胸剑结合部。

【主　治】咳嗽，哮喘，心痛，胸满，消化不良，噎嗝，反胃，呕吐。

◆ 膻中

心包募穴，八会穴（气会），气功中丹田。

【定　位】在胸部，前正中线上，横平第 4 肋间隙。

【主　治】咳嗽，气喘，胸痛，心悸，噎嗝，呕吐，乳汁不足，乳痈。

◆ 玉堂

【定　位】在胸部，前正中线上，横平第 3 肋间隙。

【主　治】咳嗽，气喘，胸痛，呕吐，喉痹咽肿，两乳肿痛。

◆ 紫宫

【定　位】在胸部，前正中线上，横平第 2 肋间隙。

【主　治】咳嗽，气喘，喉痹，吐血，胸满，心烦，呕吐，呃逆，噎嗝，饮食不下。

◆ 华盖

【定　位】在胸部，前正中线上，横平第 1 肋间隙。

【主　治】咳嗽，气喘，咽肿，喉痹，胸痛，胁肋痛。

◆ **璇玑**

【定　位】在胸部，前正中线上，天突下1寸。

【主　治】咳嗽，气喘，咽喉肿痛，胸满痛，胃中有积。

◆ **天突**

交会穴之一，阴维、任脉之会。

【定　位】在颈前区，前正中线上，胸骨上窝中央。

【主　治】咳嗽，哮喘，咯吐脓血，咽喉肿痛，声音嘶哑，胸中气逆，舌下急，暴喑，瘿气，噎嗝，梅核气。

◆ **廉泉**

交会穴之一，阴维、任脉之会。

【定　位】在颈前区，前正中线上，喉结上方，舌骨上缘凹陷处。

【主　治】咳嗽，哮喘，喉痹，聋哑，舌下肿痛，舌根急缩，舌纵涎出，舌强，舌干口燥，口舌生疮，吞咽困难，中风失语，暴喑，消渴，食不下。

◆ **承浆**

交会穴之一，手足阳明、督脉、任脉之会。

【定　位】在面部，颏唇沟的正中凹陷处。

【主　治】中风昏迷，口眼歪斜，面肿，龈肿，齿衄，牙痛，口舌生疮，流涎，暴喑不言，消渴嗜饮，小便不禁，癫痫。

经外奇穴

◆ 四神聪（图2-16）

【定　位】在头顶部，百会前、后、左、右各旁开1寸处，共4穴。

【主　治】头痛，眩晕，失眠，健忘，癫痫，偏瘫，脑积水，大脑发育不全。

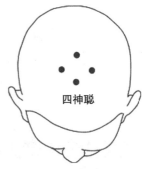

图 2-16　四神聪位置

◆ 太阳（图2-17）

【定　位】在颞部，眉梢与目外眦之间，向后约1横指的凹陷处。

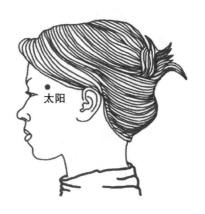

图 2-17　太阳位置

【主　治】头痛，面瘫，目赤肿痛，目翳，鼻衄，口眼歪斜，失眠，健忘，癫痫。

◆ 定喘（图2-18）

【定　位】在脊柱区，横平第7颈椎棘突下，后正中线旁开

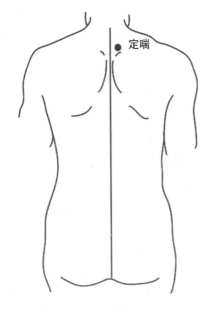

图 2-18　定喘位置

0.5寸。

【主　治】咳嗽，哮喘，
支气管炎，落枕，荨麻疹，
肩背痛，肩周炎，上肢疼痛
不举。

◆ 华佗夹脊（图2-19）

【定　位】在脊柱区，第
1胸椎至第5腰椎棘突下两
侧，后正中线旁开0.5寸，一
侧17穴。

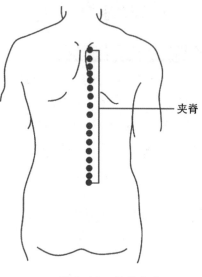

图 2-19　华佗夹脊

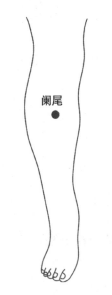

图 2-20　阑尾穴位位置

【主　治】痿证，皮肤病，红
斑性狼疮，气瘿，心悸，健忘。

◆ 阑尾（图2-20）

【定　位】在小腿外侧，髌韧
带外侧凹陷下5寸，胫骨前缘旁开
1横指（中指）。

【主　治】阑尾炎，肠炎，消
化不良，脘腹胀痛，下肢痿痹。

◆ 八邪（图2-21）

【定　位】在手背侧，第1至5指间，指蹼缘后方赤白肉际处，左右各4穴。

【主　治】头痛，项强，目痛，牙痛，咽痛，手背肿痛，手指麻木，疟疾，毒蛇咬伤，烦热。

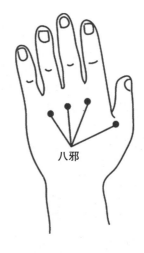

图 2-21　八邪穴位位置

3 第三章
常见病刮痧疗法

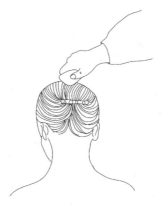

感冒、发热、哮喘、胃痛

头痛、肥胖症、肩周炎

类风湿关节炎、颈椎病

急性乳腺炎、月经不调

阳痿、遗精

第一节　感冒

感冒又称伤风，是由病毒引起的上呼吸道感染性疾病。临床表现为鼻塞、流涕、喷嚏、咳嗽、咽痒、咽痛、头痛、全身酸痛、乏力、怕冷、发热等。男女老幼均易感染，一年四季皆可发病，以冬春寒冷季节多见，气候骤变时发病增多，受寒冷、淋雨等可诱发。若不及时治疗，可发展或诱发其他疾病，如气管炎、肺炎、心肌炎等。由于刮痧对感冒有效，因此，很多人在感冒时选择刮痧疗法来进行治疗。

◆ 风寒感冒

【穴位选配】风池、大椎、风门、肺俞、中府、尺泽、曲池、外关、合谷、足三里。(图 3-1)

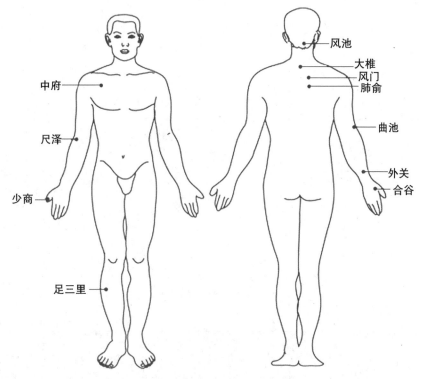

中府
尺泽
少商
足三里

风池
大椎
风门
肺俞
曲池
外关
合谷

图 3-1　感冒刮痧部位图解

【刮拭方法】

❶ 在待刮部位均匀涂抹活血剂或刮痧油。

❷ 平刮风池，泻刮大椎、风门、肺俞。(图 3-2)

❸ 角刮中府；平刮胸部，从左到右排刮。(图 3-3)

❹ 平刮上肢尺泽、曲池、外关、合谷。(图 3-4)

❺ 长刮下肢足三里。(图 3-5)

◆ **风热感冒**

【穴位选配】风池、大椎、风门、肺俞、中府、尺泽、曲池、外关、合谷、少商、足三里。(图 3-1)

【刮拭方法】

❶ 平刮风池、大椎穴,各 30 次。(图 3-2)

❷ 泻刮风门、肺俞。(图 3-6)

❸ 角刮中府 30 次,平刮胸部,从左到右排刮。(图 3-3)

❹ 刮拭上肢尺泽、曲池、外关,点揉合谷、少商。(图 3-7)

❺ 竖刮足三里 30 次。(图 3-5)

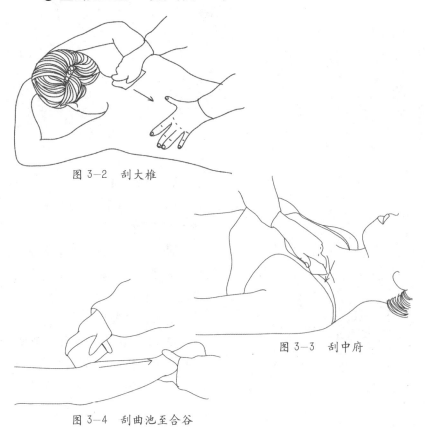

图 3-2 刮大椎

图 3-3 刮中府

图 3-4 刮曲池至合谷

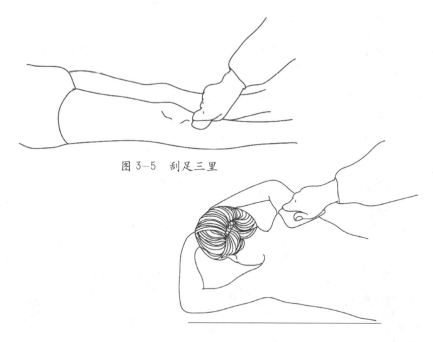

图 3-5　刮足三里

图 3-6　刮肺俞

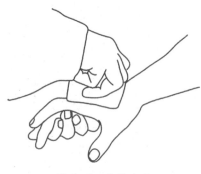

图 3-7　点揉合谷

【注意事项】

❶ 刮痧应注意避风保暖，防止患者受凉。

❷ 流行感冒季节做好自我预防保健工作，如擦耳轮（擦热为止），每日 2 次；点按合谷穴，每日 2 次，每次 3 分钟。

❸ 在冬春感冒流行季节要做好预防工作，保持室内空气新鲜。经常从事户外耐寒锻炼。

❹ 注意休息，多喝水。

第二节 发热

发热是指体温升高超过正常范围。一般正常健康人的体温保持在 36.2℃ ~ 37.2℃。当口温超过 37.3℃，肛温超过 37.6℃，腋温超过 37.2℃时，说明已发热。临床上导致发热的疾病有很多，应找出病因，积极治疗原发病。治疗发热时刮拭，可刮至症状缓解。

【穴位选配】风池、肩井、大椎、大杼、风门、身柱、至阳、肺俞、肝俞、脾俞、胃俞、曲池、手三里、内关、劳宫、合谷。（图 3-8）

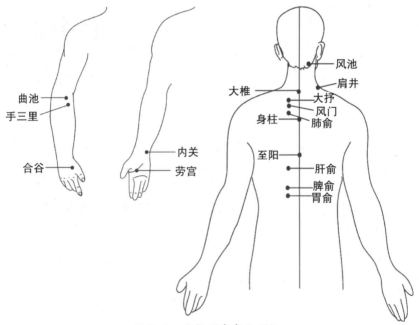

图 3-8 发热刮痧部位图解

【刮拭方法】

❶ 从大椎沿脊柱正中刮至至阳穴。（图 3-9）

❷ 由风池沿颈项部刮至肩井穴处。（图 3-10）

❸ 由大杼向下刮至胃俞。（图 3-11）

❹ 从肘弯的曲池穴沿前臂后外侧向下刮至合谷处，从曲泽穴处沿前臂前侧正中向下刮至劳宫穴处。（图 3-4）

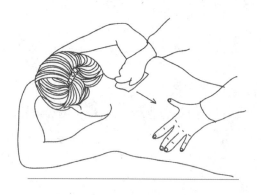

图 3-9　刮大椎至至阳

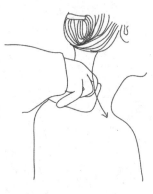

图 3-10　刮风池至肩井

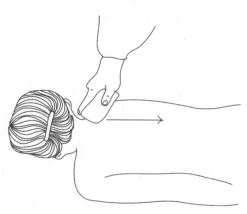

图 3-11　刮大杼至胃俞

【注意事项】

❶ 凡发热病人，饮食宜选择清淡而易于消化的流食或半流食，以补充人体消耗的水分。

❷ 发热时除可采用刮痧疗法外，还可采用走罐、放血方法。

第三节　咽喉肿痛

咽喉肿痛是咽喉疾患中常见的症状，可见于急慢性扁桃体炎，急慢性咽喉炎等。

【穴位选配】天容、扶突、天突、大椎、外关、合谷、少商、风池、翳风、曲池、商阳、丰隆、内庭、太溪、照海、鱼际、列缺、少府。（图 3-12）

【刮拭方法】

❶ 仰卧位，泻法刮拭天容、扶突、天突、大椎、外关、合谷、少商。（图 3-13、图 3-14、图 3-15）

❷ 风热者泻法加刮风池、翳风、曲池。（图 3-16）

❸ 胃热者泻法加刮商阳、丰隆、内庭。（图 3-17）

❹ 虚热者泻法加刮太溪、照海、鱼际。（图 3-18、图 3-19）

❺ 声音嘶哑者加刮列缺。（图 3-20）

❻ 手足心热者加刮少府。（图 3-21）

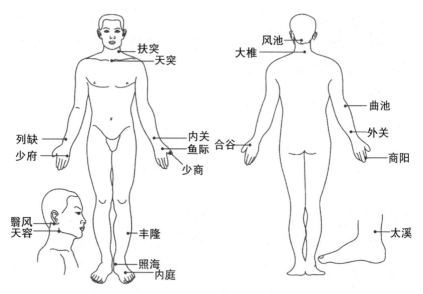

图 3-12 咽喉肿痛刮痧部位图解

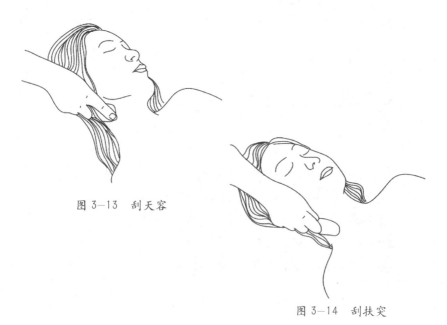

图 3-13 刮天容

图 3-14 刮扶突

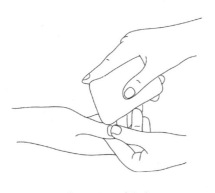

图 3-15　刮少商

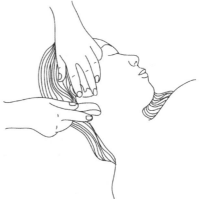

图 3-16　刮翳风

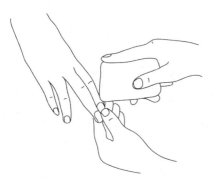

图 3-17　刮商阳

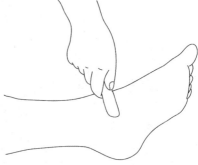

图 3-18　刮照海

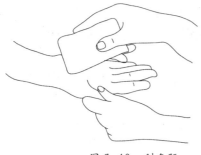

图 3-19　刮鱼际

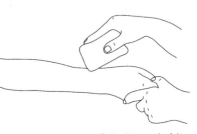

图 3-20　刮列缺

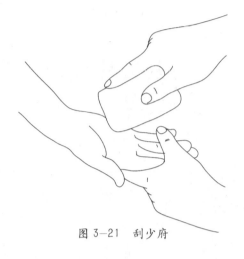

图 3-21　刮少府

【注意事项】

❶ 发病时控制饮食，进流质或软质食物。

❷ 注意口腔卫生，忌烟酒，禁食辛辣刺激性食物，勿饮咖啡、可可、浓茶等刺激性饮料。

第四节　哮喘

哮喘是由于支气管分支或其细支的平滑肌痉挛，管壁黏膜肿胀和管腔内黏膜的分泌物增多，使空气不顺利地吸入、呼出所引起的。

【穴位选配】大椎、定喘、肺俞、膏肓、心俞、肝俞、脾俞、胃俞、肾俞、志室、中府、天突、华盖、玉堂、紫宫、膻中、鸠尾、尺泽、孔最、天枢、列缺、太渊、气海、中脘、足三里、丰隆。（图 3-22）

【刮拭方法】

❶ 俯卧位，刮拭大椎、定喘，由风门沿膀胱经刮至肾俞穴。（图 3-23）

❷ 仰卧位，点天突，由此向下沿任脉刮至气海。（图 3-24）

❸ 由中府刮至太渊。（图 3-25）

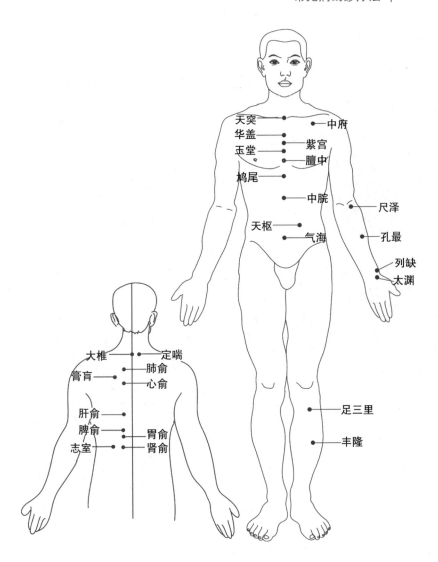

图 3-22 哮喘刮痧部位图解

④ 下肢由足三里刮至丰隆穴。（图 3-5）

⑤ 因风寒引起的咳嗽，可在肺俞、风门、定喘等穴加拔火罐。

⑥ 痰热壅盛的咳嗽可加刮膀胱经的膏肓、志室、肾俞、脾俞。（图 3-26）

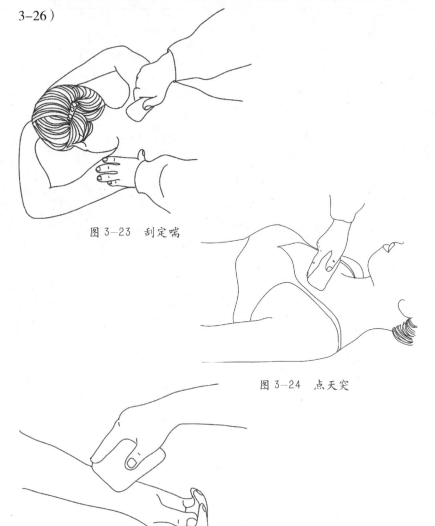

图 3-23　刮定喘

图 3-24　点天突

图 3-25　刮太渊

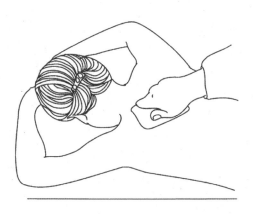

图 3-26　刮膏肓

【注意事项】

❶ 以西医疗法为主，配合刮痧疗法共同治疗。

❷ 应坚持采用刮痧法进行巩固治疗，适当加强体育锻炼，增强抗病能力，避免感冒。

第五节　支气管炎

支气管炎是指气管、支气管黏膜及其周围组织的慢性非特异性炎症，有外感（急性）和内伤（慢性）之分，一年四季皆可发病，以春冬两季为常见，临床以咳嗽、咯痰为主要症状。

◆ 急性支气管炎

【穴位选配】大椎、风门、肺俞、身柱、膻中、中府。（图 3-27）

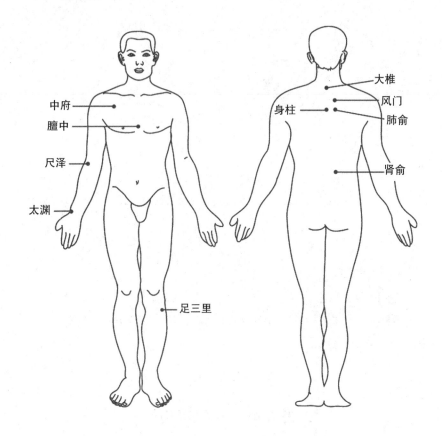

图 3-27　支气管炎刮痧部位图解

【刮拭方法】

❶ 俯卧位，泻刮背部大椎、风门、肺俞、身柱。（图 3-28）

❷ 仰卧位，角刮膻中、中府各 30 次。（图 3-29）

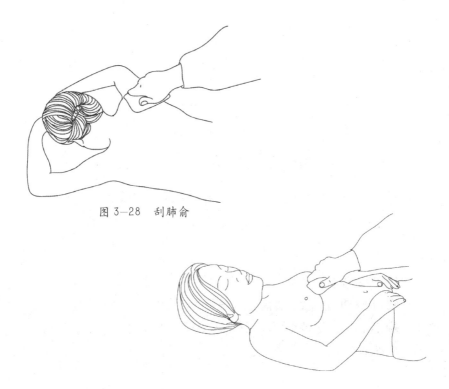

图 3-28　刮肺俞

图 3-29　刮膻中

◆ 慢性支气管炎

【穴位选配】大椎、风门、肺俞、身柱、膻中、中府、尺泽、太渊、肾俞。（图 3-27）

【刮拭方法】

❶ 泻刮背部大椎、风门、肺俞、身柱。（图 3-28）

❷ 角刮膻中、中府，各 30 次。（图 3-29）

❸ 平刮上肢内侧尺泽、太渊，各 30 次。（图 3-25）

❹ 平刮腰部肾俞 30 次。（图 3-30）

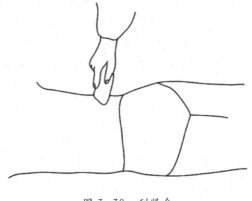

图 3-30　刮肾俞

【注意事项】

❶ 治疗期间应戒烟,忌食辛辣刺激性食物。

❷ 慢性期及缓解期应注意保暖,心情舒畅,防感冒,劳逸适度及力求戒烟。

第六节　呃逆

呃逆又称打嗝。患者自觉胸闷气逆,喉间呃逆连声,声短而频,不可自制,甚至妨碍说话、咀嚼、呼吸和睡眠,间隙时间不定。呃逆可单独发生,其症轻微,也可继发于其他急慢性疾病。

【穴位选配】膻中、中脘、内关、足三里、膈俞、梁门、关元、天枢、内庭、胃仓、委中、期门、太冲、肝俞、胃俞、气海、脾俞、命门、

肾俞、复溜、照海。（图 3-31）

【刮拭方法】

❶ 仰卧位，刮膻中、中脘、内关、足三里至出痧。（图 3-29）

❷ 俯卧位，刮膈俞穴。（图 3-32）

❸ 胃中寒冷者，仰卧位补法加刮梁门、关元。俯卧位补法加刮脾俞、胃俞。（图 3-33）

❹ 胃火上冲者，仰卧位泻法加刮天枢、内庭穴。俯卧位泻法加刮胃仓、委中。（图 3-34、图 3-35、图 3-36、图 3-37）

❺ 肝气犯胃者，仰卧位泻法加刮期门、太冲。俯卧位泻法加刮肝俞、胃俞。（图 3-38）

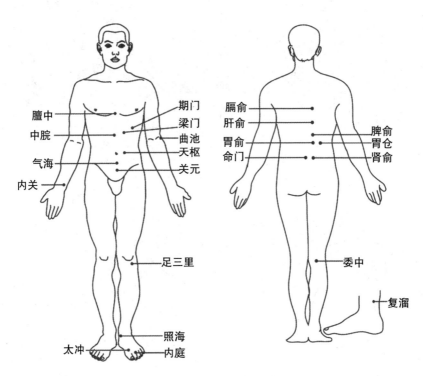

图 3-31 呃逆刮痧部位图解

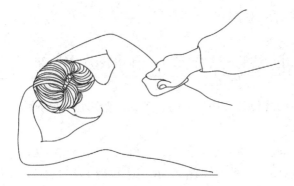

图 3-32 刮膈俞

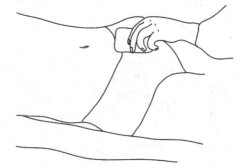

图 3-33 刮关元

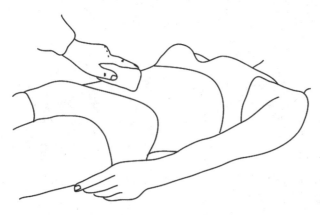

图 3-34 刮天枢

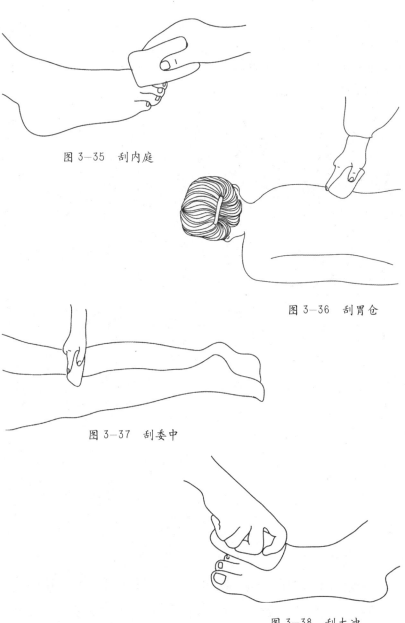

图 3—35 刮内庭

图 3—36 刮胃仓

图 3—37 刮委中

图 3—38 刮太冲

❻ 脾胃阳虚者，于仰卧位补法加刮气海、关元穴。俯卧位补法加刮脾俞、胃俞、命门、肾俞。（图 3-39）

❼ 胃阴不足者，于仰卧位补法加刮关元、复溜、照海。俯卧位补法加刮胃俞、肾俞。（图 3-40）

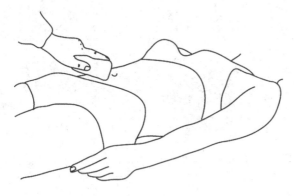

图 3-39　刮气海

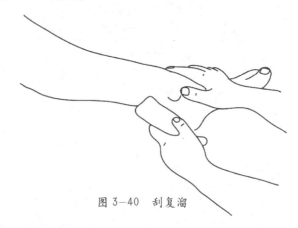

图 3-40　刮复溜

【注意事项】

❶ 进食不宜过快过猛，避免吸入冷空气。

❷ 呃逆见于危重病症后期，预后不良，须针对主病治疗。

第七节　腹泻

腹泻是指排便次数增多，便质稀薄或呈水样，同时伴有腹痛、肠鸣等的病症，有急、慢性之分。急性腹泻多为外感与食伤引起，并伴有发热、恶寒等全身症状，多属实证；慢性腹泻多为脾肾不足导致，且反复发作，缠绵难愈，多为虚证。

【穴位选配】脾俞、肾俞、命门、大肠俞、中脘、天枢、气海、足三里、上巨虚。（图 3-41）

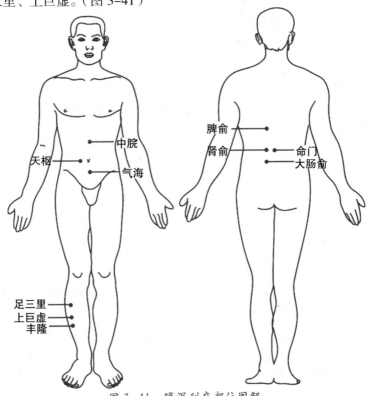

图 3-41　腹泻刮痧部位图解

【刮拭方法】

❶ 俯卧位，平刮腰背部脾俞、肾俞、命门、大肠俞。（图 3–42）

❷ 仰卧位，点揉中脘、气海、天枢，各 30 次。（图 3–43）

❸ 仰卧位，刮拭足三里、上巨虚。（图 3–5）

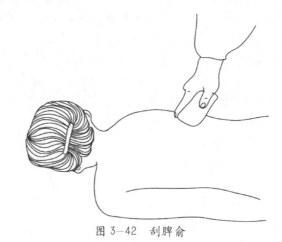

图 3–42　刮脾俞

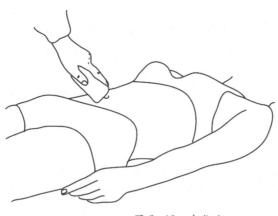

图 3–43　点气海

【注意事项】 注意饮食卫生，少食生冷、肥甘厚味的食物，注意腹部保暖。

第八节　急性肠炎

急性肠炎是由细菌及病毒等微生物感染所引起的疾病，常因饮食不当，进食发酵分解或腐败污染的食物所致，其致病菌多为沙门菌属，由于微生物对肠黏膜的侵袭和刺激使胃肠道的分泌、消化、吸收和运动等功能障碍，最终导致粪便稀薄，排便次数增加。急性肠炎临床表现主要为腹痛、腹泻、恶心、呕吐、发热等，严重者可致脱水、电解质紊乱、休克等。

【穴位选配】风池、大椎、大杼、肩井、肺俞、膈俞、胃俞、三焦俞、大肠俞、小肠俞、中脘、曲泽、内关、曲池、天枢。（图3-44）

【刮拭方法】

❶ 俯卧位，先刮颈项部，重点刮拭大椎、大杼、风池，再由风池刮至肩井，从肺俞向下刮至腰骶部。（图3-45）

❷ 刮下肢的委中穴。（图3-37）

❸ 仰卧位，刮中脘、天枢，并用颤法。（图3-46、图3-34）

❹ 刮下肢的上巨虚、阴陵泉，上肢的曲泽、曲池、内关、合谷。（图3-47）

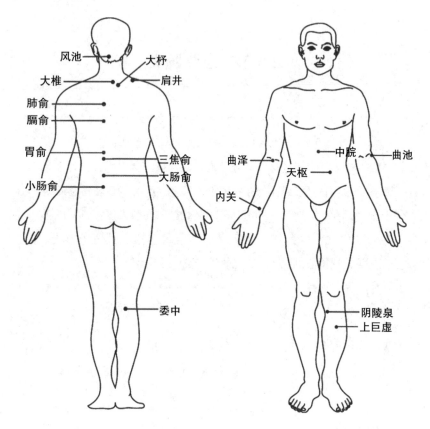

图 3-44　急性肠炎刮痧部位图解

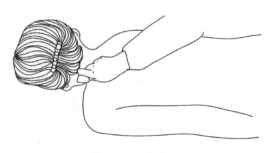

图 3-45　刮风池

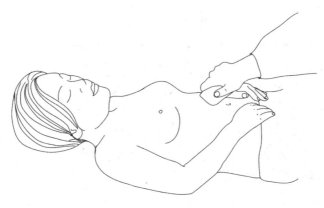

图 3—46　刮中脘

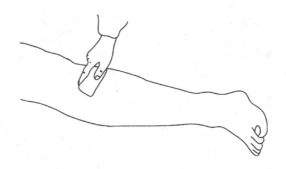

图 3—47　刮上巨虚

【注意事项】

❶ 凡经刮拭出现紫块瘀点的穴位，一般 7 天后才能使用。其他穴位每天可刮拭 1 ~ 2 次。

❷ 注意饮食卫生，养成饭前便后洗手的习惯。

❸ 少食生、冷、肥甘厚味的食物。

❹ 注意腹部保暖。

第九节　便秘

便秘是由于大肠运动缓慢，水分被吸收过多，粪便干燥坚硬，滞留肠腔，艰涩难下，不易排出体外。其主要症状表现为排便次数减少，或由于粪质干燥、坚硬难以排出，腹内有不适感。引起便秘的原因有久坐少动，食物过于精细，缺少纤维素等，使大肠运动缓慢，水分被吸收过多，粪便干结坚硬，滞留肠腔，排出困难。

【穴位选配】大肠俞、小肠俞、次髎、天枢、腹结、气海、关元、支沟、足三里、公孙。（图3-48）

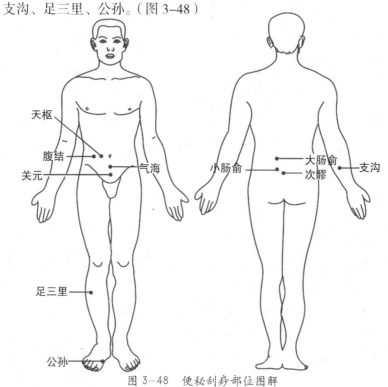

天枢
腹结
关元
气海

小肠俞
大肠俞
次髎
支沟

足三里

公孙

图3-48　便秘刮痧部位图解

【刮拭方法】

❶ 俯卧位,先泻刮大椎穴,再由膈俞向下刮至小肠俞。(图 3-49)

❷ 仰卧位,点揉天枢、腹结、气海、关元至酸麻,点揉穴位要准确,用力要均匀柔和。(图 3-50)

❸ 仰卧位,平刮足三里、公孙,各 30 次。(图 3-51)

❹ 仰卧位,点揉支沟 30 次。(图 3-52)

【注意事项】

❶ 注意饮食调整,多吃蔬菜、水果及富含纤维素的食物。

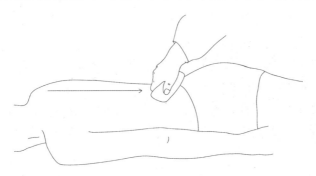

图 3-49　刮大椎至小肠俞

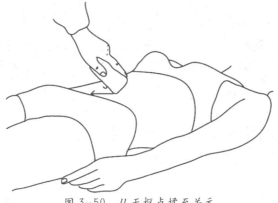

图 3-50　从天枢点揉至关元

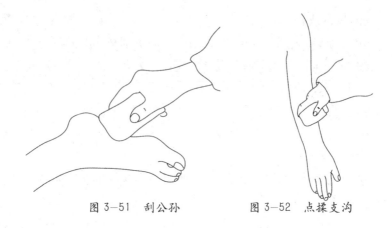

图 3-51 刮公孙   图 3-52 点揉支沟

❷ 避免久坐不动，常做腹肌运动，促进肠蠕动，适当参加体育锻炼，养成定时排便的习惯。

❸ 心脏病、高血压患者，应尽量先采用其他方法缓解病情。

第十节 胃痛

胃痛是指以胃脘部疼痛为主，伴有胸闷、恶心、大便不调等的病症。本病多见于急慢性胃炎、胃及十二指肠溃疡及胃肠神经官能症等。治疗本病隔日刮拭 1 次，7 次为一个疗程。

【穴位选配】膈俞、肝俞、脾俞、胃俞、曲泽、郄门、内关、中脘、天枢、关元、足三里、丰隆、阴陵泉、地机、三阴交、公孙。（图 3-53）

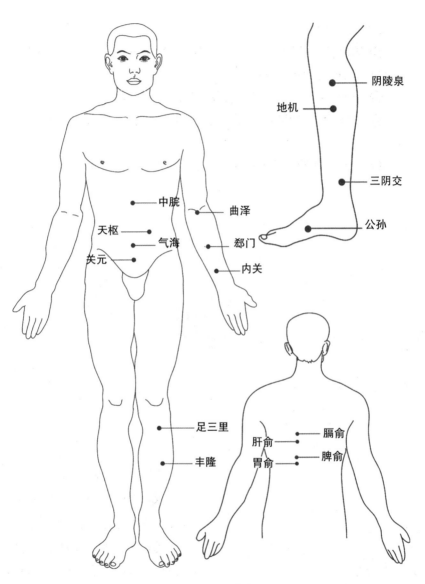

图 3-53 胃痛刮痧部位图解

【刮拭方法】

❶ 俯卧位,从膈俞向下刮至胃俞,并在相应的腧穴上用角揉、角推的手法进行刮治。(图 3-54)

❷ 腹部刮拭中脘及天枢附近的部位。(图 3-46)

❸ 下肢从足三里刮至丰隆,从阴陵泉沿小腿内侧刮至公孙。(图 3-5)

❹ 由曲泽处沿前臂前侧正中线,刮至内关。(图 3-55)

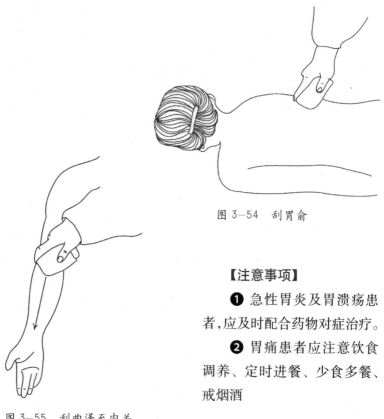

图 3-54 刮胃俞

【注意事项】

❶ 急性胃炎及胃溃疡患者,应及时配合药物对症治疗。

❷ 胃痛患者应注意饮食调养、定时进餐、少食多餐、戒烟酒

图 3-55 刮曲泽至内关

第十一节　头痛

头痛是一个常见的自觉症状，其疼痛原因较复杂，头部及五官病可致头痛，头部以外或全身性疾病也可引起头痛，治疗时应采取适当措施。凡颅内占位性病变和颅外伤所致头痛，不宜采用刮痧治疗。

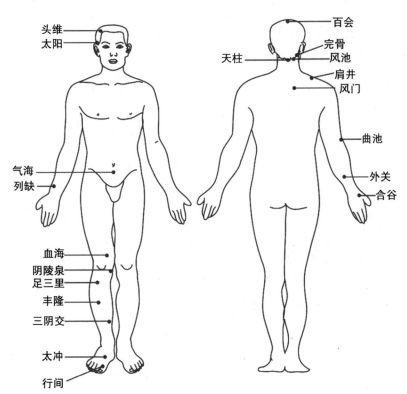

图 3-56　头痛刮痧部位图解

【穴位选配】百会、完骨、风池、天柱、肩井、风门、头维、太阳、气海、曲池、外关、合谷、列缺、血海、阴陵泉、足三里、三阴交、太冲、行间、丰隆。（图 3-56）

【刮拭方法】

❶ 平刮百会、天柱、风池、完骨及后头部至局部发热。（图 3-57）

❷ 泻刮肩井、风门，点揉头维、太阳。（图 3-58、图 3-59）

❸ 刮拭曲池至合谷。（图 3-4）

❹ 刮拭血海、阴陵泉、足三里、丰隆、三阴交。（图 3-60）

❺ 点揉太冲、行间。（图 3-61）

【注意事项】经多次刮痧治疗无效或症状加剧者，需去医院查明病因，对症治疗。

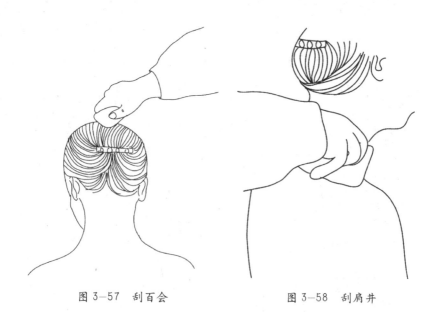

图 3-57　刮百会　　　　　图 3-58　刮肩井

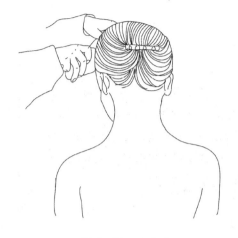

图 3-59　点按太阳

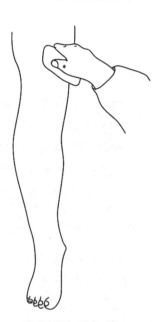

图 3-60　刮血海

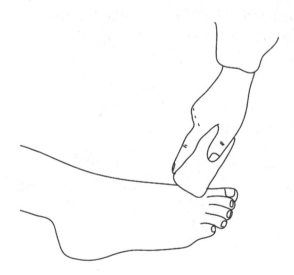

图 3-61　点揉行间

第十二节　眩晕

眩晕是指患者自觉头晕眼花，视物旋转。轻者闭目静处，症状即可缓解，重者如坐舟车，旋转不停，并伴有恶心、呕吐、胸闷、出汗等症。现代医学认为，本症多由高血压、脑动脉硬化、梅尼埃病、贫血、神经官能症、脑部肿瘤等疾病引起。中医学认为，本症乃因气血不足或肝阳上亢或痰湿阻滞所致。

【穴位选配】百会、强间、瘈脉、风池、天柱、太阳、印堂、三阴交、大敦、侠溪、涌泉。（图 3-62）

【刮拭方法】

❶ 平刮头部群穴，用梳状刮板先刮头顶中线段，从前发际刮过百会，至后发际，中途不间断、不抬板；再刮左侧头顶；最后刮右侧头顶。刮板所到之处应覆盖所到全部穴位，刮至头皮微微发热或

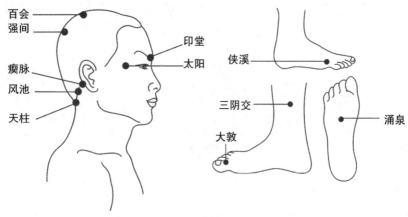

图 3-62　眩晕刮痧部位图解

至出痧。（图 3-63）

❷ 挤揪太阳、印堂，各 30 次。（图 3-64、图 3-65）

❸ 点揉下肢三阴交、侠溪、大敦和足底涌泉，各 30 次。（图 3-66）

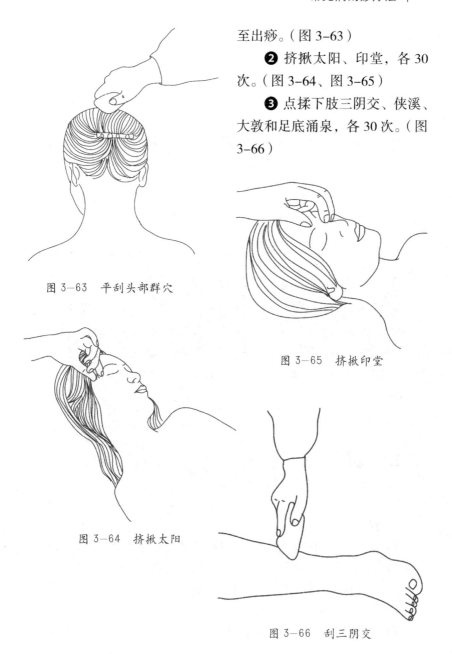

图 3-63　平刮头部群穴

图 3-65　挤揪印堂

图 3-64　挤揪太阳

图 3-66　刮三阴交

【注意事项】

❶ 避免可能导致眩晕的各种外部因素，调节情绪，调整精神状态，保持心情平和。

❷ 劳逸结合，戒烟酒，不做剧烈运动，避免突然、强力的主动或被动的头部运动，节制房事。

❸ 对颅内占位性病变引起的眩晕应手术或药物治疗，不宜采用刮痧疗法。

第十三节　失眠

失眠是指经常性不易入睡或睡不深熟为特征的一种病症，绝大多数是心理、社会因素造成的，少数是由脑、躯体和精神疾 病引起的。临床上除主要表现为失眠、多梦外，还可见头昏头痛、精神疲乏、健忘、情绪异常等症状，除此之外还常伴神衰综合征的其他症状。按时间失眠可分为暂时性、持久性和周期性三种。

【穴位选配】百会、风池、肩井、魄户、心俞、内关、神门、足三里、三阴交、行间、厉兑、涌泉。（图 3-67）

【刮拭方法】

❶ 俯卧位，刮拭百会、风池及后头部至局部发热。（图 3-68）

❷ 俯卧位，泻刮肩井、魄户、心俞至出痧。（图 3-69）

❸ 仰卧位，点揉内关、神门至麻胀。（图 3-70）

❹ 仰卧位，刮拭足三里、三阴交。（图 3-5、图 3-66）

❺ 仰卧位，点揉行间、厉兑、涌泉。（图 3-61、图 3-71、图 3-72）

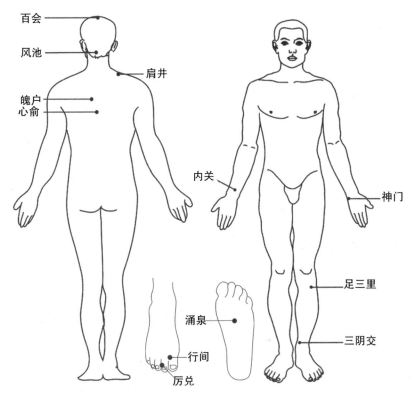

图 3-67 失眠刮痧部位图解

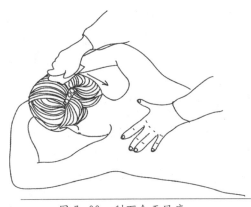

图 3-68 刮百会至风府

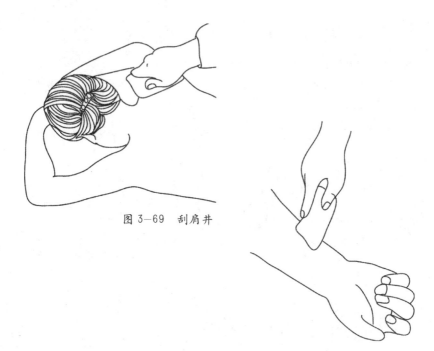

图 3—69　刮肩井

图 3—70　点揉内关

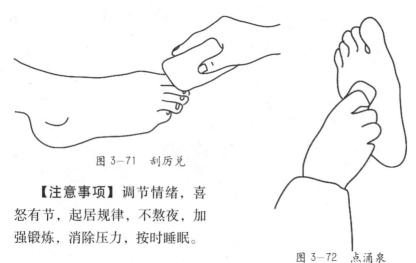

图 3—71　刮厉兑

【注意事项】调节情绪，喜怒有节，起居规律，不熬夜，加强锻炼，消除压力，按时睡眠。

图 3—72　点涌泉

第十四节　肥胖症

人体脂肪沉积过多，超过标准体重的 20% 即为肥胖症。正常人身高与体重之间的关系为：体重（千克）＝身高（厘米）－105（女性为 110）。肥胖症多见于 40 ～ 50 岁女性，因体重过重，稍事活动便觉疲乏无力、气促，少动嗜睡。肥胖症还可诱发动脉硬化、冠心病、糖尿病、胆石症、脂肪肝等，常会对健康和长寿带来严重影响。

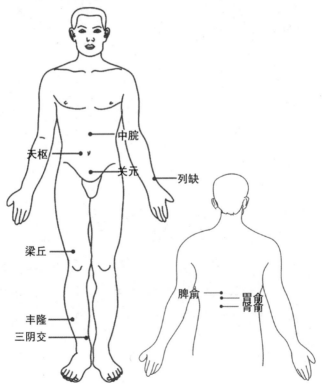

图 3-73　肥胖症刮痧部位图解

【穴位选配】脾俞、胃俞、肾俞、中脘、关元、天枢、列缺、梁丘、三阴交、丰隆。（图 3-73）

【刮拭方法】

❶ 刮拭脾俞、胃俞、肾俞。（图 3-42、图 3-54、图 3-30）

❷ 点揉中脘、关元、天枢，各 30 次。（图 3-46、图 3-33、图 3-34）

❸ 刮拭列缺 30 次。（图 3-20）

❹ 刮拭丰隆、梁丘、三阴交，各 30 次。（图 3-74、图 3-75、图 3-66）

【注意事项】刮痧可配合饮食调节，少吃富含脂肪和碳水化合物的食物，多吃水果、蔬菜，多参加体育锻炼。

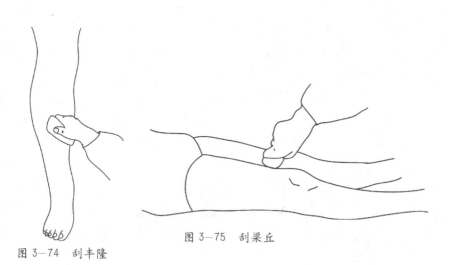

图 3-74　刮丰隆

图 3-75　刮梁丘

第十五节　甲状腺功能亢进症

甲状腺功能亢进，简称甲亢，是由甲状腺体过多分泌甲状腺素所致，常发病于中年女性。甲亢的种类很多，临床常以弥漫性甲状腺肿大和结节性甲状腺肿大多见，主要症状表现为颈前两侧甲状腺部位有轻度或中度弥漫性肿大，并伴有烦躁易怒、心悸失眠、心动过速、畏热多汗、面赤、易饥多食、形体消瘦、咽干口燥，部分患者有突眼症。

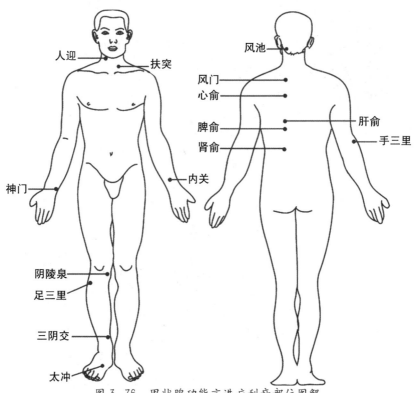

图 3-76　甲状腺功能亢进症刮痧部位图解

【穴位选配】风池、风门、心俞、肝俞、脾俞、肾俞、人迎、扶突、手三里、内关、神门、阴陵泉、足三里、三阴交、太冲。（图 3-76）

【刮拭方法】

❶ 刮拭颈两侧风池至肾俞，各 30 次。（图 3-77）

❷ 长刮风门至肾俞膀胱经属各穴。（图 3-78）

❸ 揪夹人迎。（图 3-79）

❹ 刮扶突 30 次。（图 3-80）

❺ 刮拭手三里、内关、神门，各 30 次。（图 3-81）

❻ 刮拭阴陵泉、足三里、三阴交、太冲，各 30 次。（图 3-82）

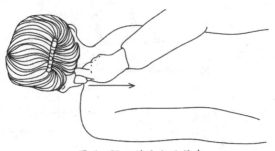

图 3-77 刮风池至肾俞

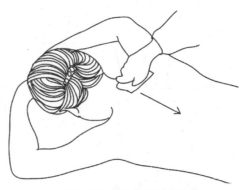

图 3-78 长刮风门至肾俞

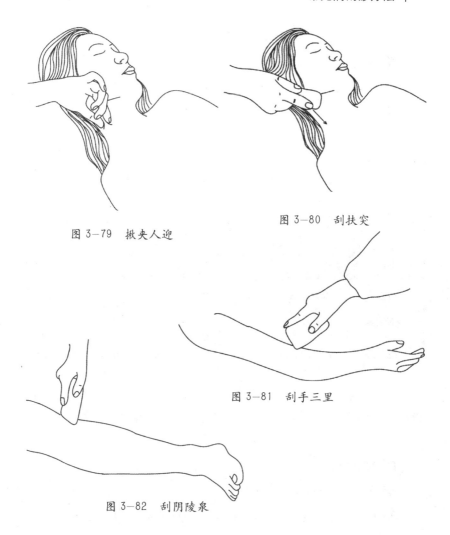

图 3-79　揪夹人迎

图 3-80　刮扶突

图 3-81　刮手三里

图 3-82　刮阴陵泉

【注意事项】

❶ 调适情志，避免精神刺激，保持乐观情绪。

❷ 在非剧烈运动的情况下，心率 100 次 / 分钟以上的患者，应

全日卧床休息，给予足够的维生素及高蛋白等营养丰富的饮食。

❸ 若患者出现高热、烦躁、恶心、呕吐、心动过速（140～160次/分以上）、心律失常，甚至昏迷等症状，为甲亢危象，应立即送医院抢救。

第十六节　甲状腺功能减退症

甲状腺功能减退症，简称甲减，是由于各种原因所致甲状腺激素合成或分泌不足所引起的疾病。临床表现为体温偏低、畏寒少汗、反应迟钝、表情呆滞、面色苍白、智力减退、记忆力下降等。

【穴位选配】风池、风门、肺俞、心俞、膈俞、肝俞、胆俞、脾俞、胃俞、肾俞、人迎、扶突、手三里、足三里、阴陵泉。（图 3-83）

【刮拭方法】

❶ 刮拭风池 30 次。（图 3-45）

❷ 刮拭风门、肺俞、心俞、膈俞、肝俞、胆俞、脾俞、胃俞、肾俞。（图 3-78）

❸ 揪扯人迎。（图 3-79）

❹ 点揉扶突 30 次。（图 3-80）

❺ 刮拭手三里、足三里、阴陵泉，各 30 次。（图 3-81、图 3-5、图 3-82）

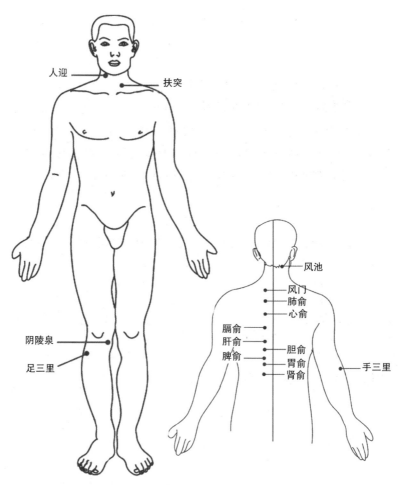

人迎

扶突

风池

风门
肺俞
心俞
膈俞
肝俞
脾俞
胆俞
胃俞
肾俞

手三里

阴陵泉

足三里

图 3-83　甲状腺功能减退症刮痧部位图解

【注意事项】

❶ 调整情绪，避免刺激。

❷ 适当补充维生素，尤其是 B 族维生素，应避免食用包心菜、桃子、豆角、芹菜、花生、萝卜等。

❸ 养成锻炼身体的习惯。

第十七节　落枕

落枕又称"失枕"、"颈部伤筋"，以急性颈部肌肉痉挛、强直、酸胀、疼痛及转动不灵为主要临床特征的病症，轻者可自行痊愈，重者可迁延至数周。本病多因晚上睡眠时，枕头高低不适或太硬，头颈部位置放置不当，使颈项部肌肉长时间处在过度伸展或紧张状态下，致使颈项部肌肉静力性损伤或痉挛所致。

【穴位选配】风池、大椎、肩井、悬钟、外关。（图 3-84）

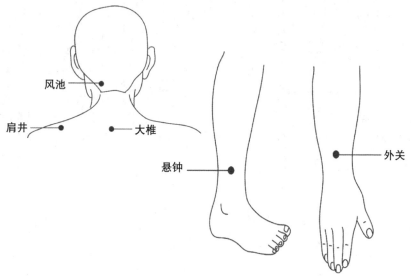

图 3-84　落枕刮痧部位图解

【刮拭方法】
❶ 刮风池 30 次。（图 3-45）
❷ 泻刮大椎、肩井，各 30 次。（图 3-85）
❸ 角刮悬钟、外关，各 30 次。（图 3-86、图 3-87）

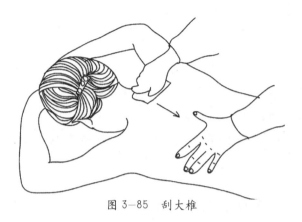

图 3-85　刮大椎

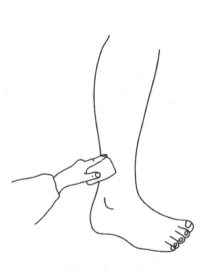

图 3-86　刮悬钟

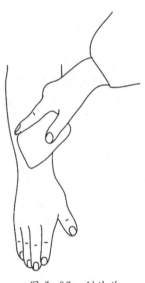

图 3-87　刮外关

【注意事项】

❶ 睡眠时应选择适合的枕头和睡眠姿势，注意颈部保暖。

❷ 刮痧治疗配合颈部按摩可缩短病程。

第十八节 类风湿关节炎

类风湿关节炎是一种以关节病变为主要特征的慢性、全身性、免疫系统异常的疾病。早期有游走性的关节疼痛、肿胀和功能障碍，晚期则出现关节僵硬、畸形、肌肉萎缩和功能丧失。

【穴位选配】风池、肩井、大椎、至阳、命门、腰阳关、支沟、外关、阳池、关元俞、次髎、合谷、委中、承山、曲泽、曲池、内关、劳宫、中冲、梁丘、犊鼻、足三里、解溪、内庭。（图 3–88）

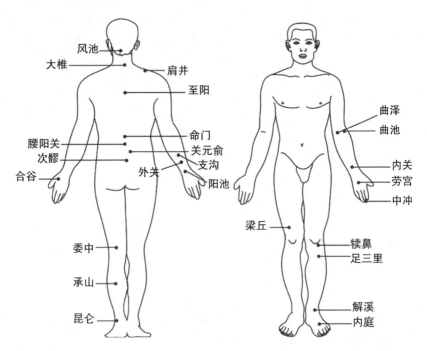

图 3–88 类风湿关节炎刮痧部位图解

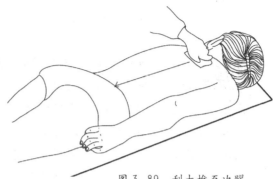

图 3-89 刮大椎至次髎

【刮拭方法】

❶ 俯卧位，分别从大椎向下刮至腰俞、关元俞、次髎穴。（图 3-89）

❷ 俯卧位，由风池刮至肩井。（图 3-10）

❸ 下肢由梁丘刮至内庭。（图 3-75）

❹ 由委中经承山、昆仑刮至小趾端。（图 3-37）

❺ 由阴陵泉、曲泉沿小腿内侧经地机、三阴交、太溪刮至隐白。在病变的关节处呈离心方向的刮拭。（图 3-82）

❻ 上肢由曲池经手三里、阳溪、合谷、二间刮至食指末端的商阳穴处。

❼ 上肢由天井穴经支沟、外关、阳池刮至无名指端。（图 3-87）

❽ 上肢由曲泽经内关、大陵、劳宫刮至中指指端中冲。（图 3-90）

【注意事项】 治疗期间忌冷水、淋雨，注意保暖。

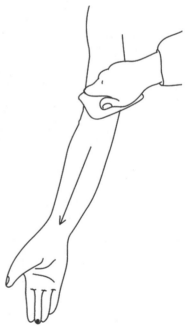

图 3-90 刮曲泽至中冲

第十九节　慢性腰痛

慢性腰痛也称腰肌劳损，主要是指腰骶部肌肉、筋膜、韧带等软组织的慢性损伤。本病常由于工作姿势不良、过度弯腰或急性损伤后未及时治疗，或治疗不彻底、反复损伤，或冒雨受寒、受湿，以及先天畸形所致。其临床症状表现为长期、反复发作的腰背痛，时轻时重，劳累后加剧，休息后减轻，并与气候变化有一定关系，腰腿活动一般无明显障碍，部分患者伴有脊柱侧弯、腰肌痉挛，下肢可出现牵涉痛等症状。

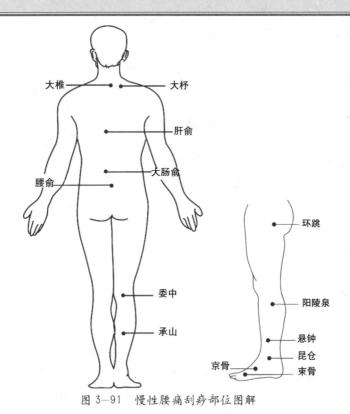

图 3-91　慢性腰痛刮痧部位图解

【穴位选配】大椎、大杼、肝俞、大肠俞、腰俞、委中、承山、环跳、阳陵泉、悬钟、昆仑、束骨、京骨。（图 3-91）

【刮拭方法】

❶ 俯卧位，刮大椎向下至腰俞处。再从大杼经肝俞刮至腰骶部。（图 3-92）

❷ 下肢从委中沿小腿后侧向下经承山刮至昆仑穴。（图 3-37）

❸ 刮足部的京骨、束骨。（图 3-93）

❹ 有下肢放射性疼痛者，加刮环跳并沿大腿后侧经殷门、委中刮至承山，刮阳陵泉经悬钟至昆仑。（图 3-94）

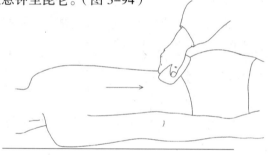

图 3-92　刮腰俞

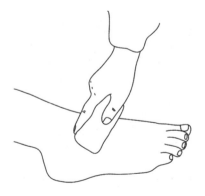

图 3-93　刮京骨

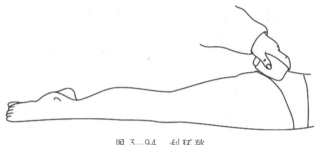

图 3-94　刮环跳

【注意事项】

❶ 凡肾虚引起的腰痛禁用泻法刮拭。

❷ 刮痧时采取局部与远端相结合的循经刮拭方法，并配合推拿、热敷同时进行。

❸ 保持正确的坐姿和站姿，加强腰背肌的锻炼，进食后不要立即平卧（可散步），节制房事。

第二十节　肩周炎

肩周炎又名"五十肩"、"漏肩风"或"肩关节周围炎"，是肩关节周围软组织的一种退行性炎性疾病。本病多见于女性患者，早期以肩部疼痛为主，夜间加重，并伴有怕凉、僵硬感觉；后期病变组织有粘连，肩关节运动功能障碍。中医学认为本病多由营卫虚弱，局部又感受风寒，或过度劳累、慢性劳损，或闪挫、扭伤，使筋脉受损，气血阻滞，脉络不通所致。

【穴位选配】天柱、肩井、肩髃、天髎、天宗、膈关、肩贞、缺盆、中府、曲池、外关、肩部压痛点。（图 3-95）

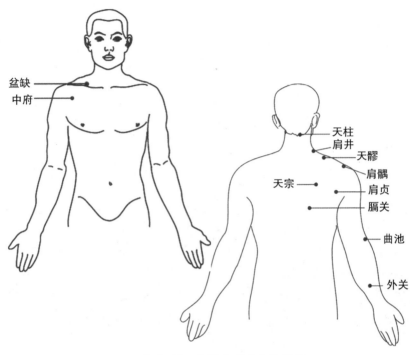

图 3-95 肩周炎刮痧部位图解

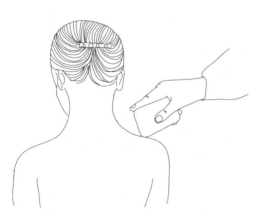

图 3-96 刮肩背部穴位

【刮拭方法】

❶ 泻刮天柱、肩井、天髎、天宗、膈关、肩贞、肩髃及肩背部至出痧。(图 3-96)

❷ 刮拭曲池、外关及上肢后外侧。(图 3-97)

❸ 点揉中府、缺盆，各 30 次。(图 3-3)

❹ 泻刮肩前部及压痛点。(图 3-98)

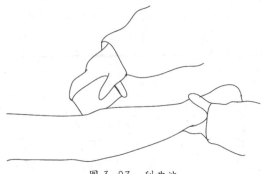

图 3—97 刮曲池

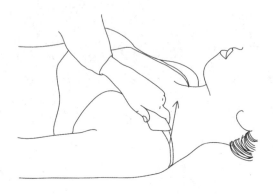

图 3—98 泻刮肩前部

【注意事项】

❶ 刮痧时，若配合推拿、按摩及针灸同时进行，可缩短病程。

❷ 积极进行肩部的功能锻炼，并注意肩部保暖以防风寒，避免过度疲劳。

第二十一节　颈椎病

颈椎病又称颈椎综合征，是中老人的常见病、多发病。本病是由于颈椎增生刺激或压迫颈神经根、颈部脊髓、椎动脉或交感神经而引起的综合征候群。患者早期常感到颈部难受、僵硬、酸胀、疼痛，有时伴有头痛、头晕、肩背酸痛。以后出现头部不能向某个方向转动，当颈部后仰时可有窜电样的感觉放射至手臂上，手指麻木，视力模糊等症状。重者可致肢体酸软无力，甚至大小便失禁，瘫痪。

【穴位选配】风池、天柱、大椎、肩井、天宗、大杼、膈俞、肾俞、曲池、列缺、合谷。（图 3-99）

【刮拭方法】
❶ 刮拭风池、天柱、大椎至出痧。（图 3-45）
❷ 刮拭肩井、大杼、天宗至出痧。（图 3-58）
❸ 刮拭膈俞、肾俞至出痧。（图 3-32）
❹ 刮拭曲池、列缺、合谷至出痧。（图 3-20）

【注意事项】
❶ 避免长时间低头屈颈工作，经常作颈部及肩部的功能锻炼。
❷ 避免感受风寒，枕头高低适中。
❸ 刮痧时，可配合推拿、按摩同时进行。

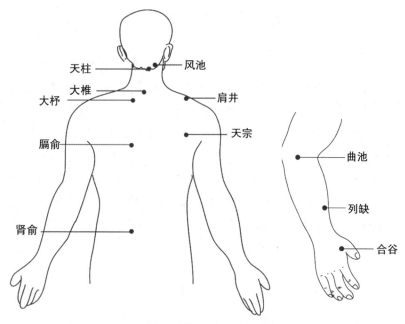

图 3-99　颈椎病刮痧部位图解

第二十二节　坐骨神经痛

坐骨神经痛是以疼痛放射至一侧或双侧臀部、大腿后侧为特征的一种病症，是由于坐骨神经根受压所致。疼痛表现为间断的或者持续的锐痛、钝痛、刺痛或灼痛，一般只发生在身体一侧，可因咳嗽、喷嚏、弯腰、举重物而加重。坐骨神经痛有原发和继发两类，前者起病突然，沿坐骨神经通路有放射性疼痛和明显的压痛点；后者大多可查到原发病，常伴有腰部活动受限，排便时加重，下肢有放射性疼痛。

【穴位选配】腰俞、大肠俞、殷门、委中、承山、阳陵泉、悬钟、昆仑、环跳、承扶。（图 3-100）

【刮拭方法】

❶ 俯卧位，刮拭大肠俞、腰俞至出痧。（图 3-92、图 3-101）

❷ 俯卧位，刮拭下肢后侧承扶、殷门、委中、承山。（图 3-102）

❸ 俯卧位，刮拭下肢外侧环跳、阳陵泉、悬钟、昆仑。（图 3-94、图 3-103）

【注意事项】

❶ 刮痧时，应同时对原发病进行治疗。

❷ 治疗期间应卧床休息、调节饮食、注意保暖、适当锻炼、节制房事。

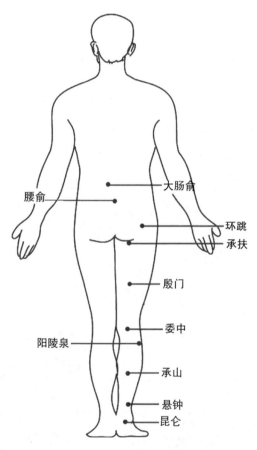

图 3-100　坐骨神经痛刮痧部位图解

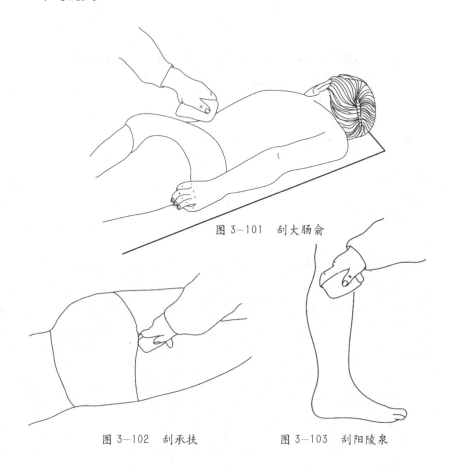

图 3-101　刮大肠俞

图 3-102　刮承扶　　　　　图 3-103　刮阳陵泉

第二十三节　急性乳腺炎

急性乳腺炎是指乳腺和乳腺管组织被细菌感染后引起的急性化脓性炎症，多发于哺乳期妇女。乳腺炎发展有一定的过程，在发病的初期及早治疗可避免溃脓和恶化。刮痧疗法主要用于治疗急性乳腺炎的初期。

【穴位选配】肩井、天宗、膺窗、膻中、乳根、阿是穴、曲池、手三里、少泽、足三里、温溜、梁丘、下巨虚、天池、足临泣。（图3–104）

【刮拭方法】

❶ 仰卧位，泻法刮拭肩井、天宗、膺窗、膻中、乳根、阿是穴、曲池、手三里、少泽、足三里。（图 3–105、图 3–106、图 3–107、图 3–108、图 3–109）

❷ 胃热者，仰卧位加刮温溜、梁丘、下巨虚，均用泻法。（图3–110、图 3–111）

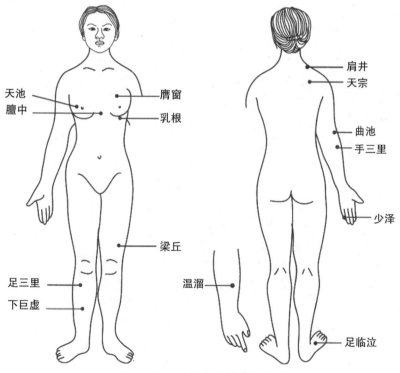

图 3–104 乳腺炎刮痧部位图解

❸ 肝郁者，取仰卧位加刮天池、足临泣，均用泻法。（图 3-112、图 3-113）

【注意事项】

❶ 定时哺乳，每次应将乳汁排空。

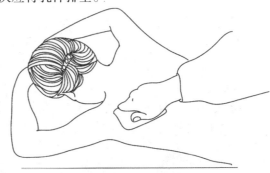

图 3-105　刮天宗

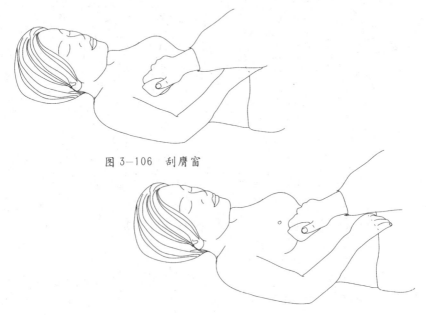

图 3-106　刮膺窗

图 3-107　刮乳根

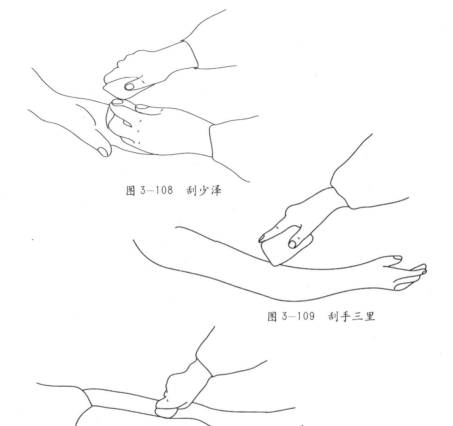

图 3-108　刮少泽

图 3-109　刮手三里

图 3-110　刮梁丘

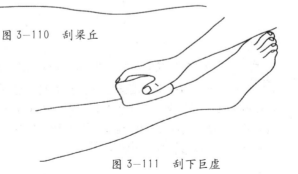

图 3-111　刮下巨虚

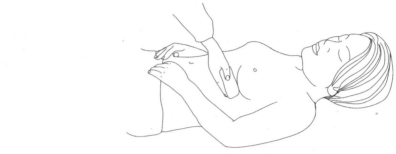

图 3—112 刮天池

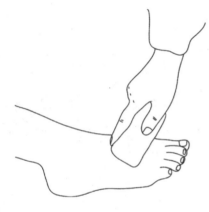

图 3—113 刮足临泣

❷ 保持乳房、乳头清洁卫生，哺乳时应注意避风保暖，哺乳后应轻揉乳房。

❸ 断乳时不应突然中断哺乳，可逐步减少哺乳时间，让乳房有一个渐进的生理调整过程。

第二十四节 月经不调

月经不调是指月经的周期、经期、经量、经质发生异常改变的一种妇科疾病。临床症状主要表现为经期超前或延后，经量或多或少，色淡红或暗红，有血块，经质清稀或赤稠，并伴有头晕、心悸、心烦易怒、睡眠较差、腰酸腰痛、精神疲倦等。大多患者为体质虚弱或内分泌失调所致。

◆ 月经先期

【穴位选配】气海、关元、子宫、血海、三阴交、肝俞、脾俞、次髎、曲池、水泉、太溪、肾俞、地机、太冲、足三里、隐白。（图 3-114）

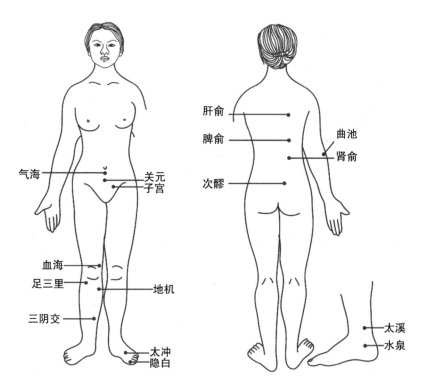

图 3-114　月经先期刮痧部位图解

【刮拭方法】

❶ 患者仰卧，刮拭气海、关元、子宫、血海、三阴交穴。（图 3-115）

❷ 俯卧位，刮拭肝俞、次髎穴。视病情虚实，分别施以不同的补泻刮法。（图 3-116）

❸ 实热者加刮曲池、水泉。（图 3-117）

❹ 虚热者加刮太溪、肾俞。（图 3-28）

❺ 肝郁者加刮地机、太冲。（图 3-118）

❻ 气虚者加刮足三里、隐白、脾俞。（图 3-119）

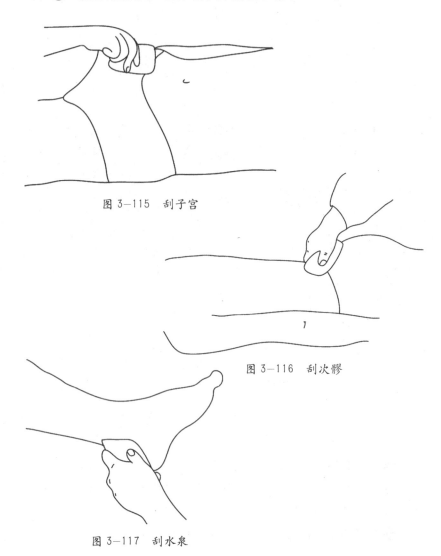

图 3-115　刮子宫

图 3-116　刮次髎

图 3-117　刮水泉

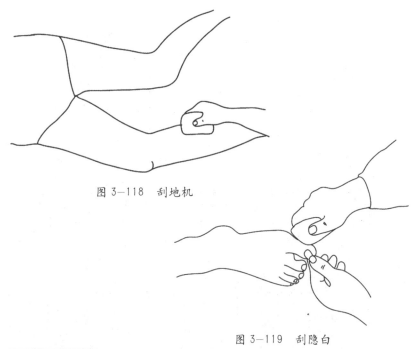

图 3-118　刮地机

图 3-119　刮隐白

◆ 月经后期

【穴位选配】气海、关元、气穴、子宫、血海、肝俞、归来、公孙、四满、命门、神门、足三里、心俞、脾俞、期门、中极。（图 3-120）

【刮拭方法】

❶ 患者仰卧位，取气海、关元、气穴、子宫、血海，然后俯卧位，取肝俞穴，视病情虚实，分别施以不同的补泻刮法。（图 3-121）

❷ 实寒者加刮归来、公孙。（图 3-122、图 3-123）

❸ 虚寒者加刮四满、命门。（图 3-124）

❹ 血虚者加刮神门、足三里、心俞、脾俞。（图 3-125）

❺ 气滞者加刮期门、中极穴。（图 3-126）

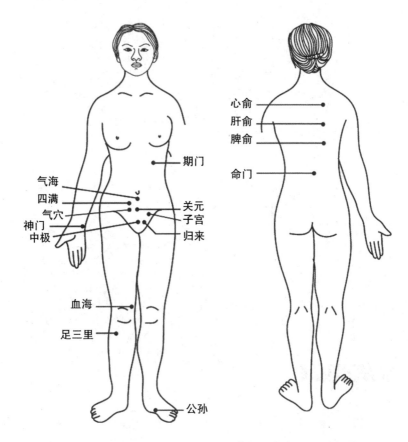

期门

气海
四满
气穴
神门
中极

关元
子宫
归来

心俞
肝俞
脾俞

命门

血海

足三里

公孙

图 3-120 月经后期刮痧部位图解

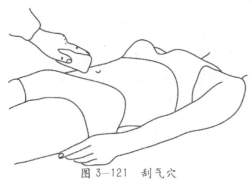

图 3-121 刮气穴

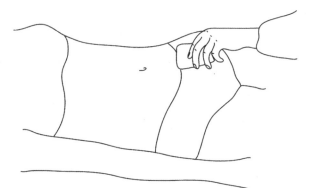

图 3-122　刮归来

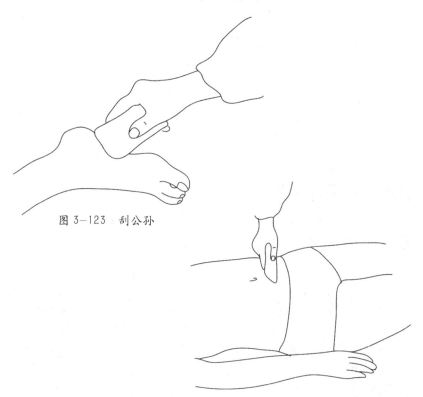

图 3-123　刮公孙

图 3-124　刮四满

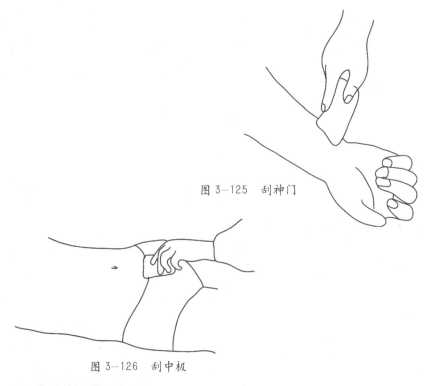

图 3-125　刮神门

图 3-126　刮中极

◆ 月经先后无定期

【穴位选配】关元、子宫、血海、三阴交、公孙、中极、蠡沟、太冲、肝俞、次髎、气海、交信、太溪、命门、肾俞。（图 3-127）

【刮拭方法】

❶ 患者仰卧位，取关元、子宫、血海、三阴交、公孙进行刮拭。（图 3-33）

❷ 肝郁者，仰卧位，刮拭中极、蠡沟、太冲，俯卧位加刮肝俞、次髎。（图 3-128）

❸ 肾虚者，仰卧位，刮拭气海、交信、太溪，俯卧位加刮命门、肾俞。（图 3-39）

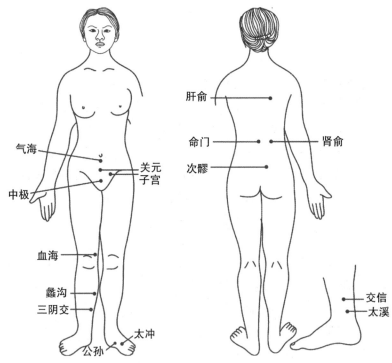

图 3-127　月经先后无定期刮痧部位图解

【注意事项】

❶ 注意经期卫生，保持阴部清洁，应特别注意下半身的保暖。

❷ 生活有规律，保持心情舒畅，适当锻炼身体和参加轻体力劳动。

❸ 经期严禁性生活。

❹ 戒烟，忌食辛辣、刺激性食物，适当补血。

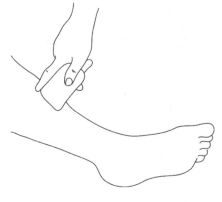

图 3-128　刮蠡沟

第二十五节 痛经

痛经是指妇女月经来潮及行经前后出现小腹胀痛和下腹剧痛等症状，有原发性和继发性之分。原发性痛经指生殖器官无明显器质性病变的月经疼痛，又称功能性痛经，常发生在月经初潮或初潮后不久，多见于未婚或未孕妇女，多数经生育后痛经缓解或消失；继发性痛经指生殖器官有器质性病变如子宫内膜异位症、盆腔炎和子宫黏膜下肌瘤等引起的月经疼痛。

【穴位选配】关元、中极、子宫、血海、三阴交、次髎、期门、归来、内关、地机、光明、阳辅、气海、水道、阴市、命门、中脘、足三里、心俞、肝俞、脾俞、肾俞、太冲、太溪。（图3-129）

【刮拭方法】

❶ 患者取仰卧位，刮拭关元、中极、子宫、血海、三阴交。（图3-33、图3-126、图3-115、图3-60、图3-66）

❷ 患者取俯卧位，刮拭肝俞、次髎，视病情虚实，分别施以不同的补泻刮法。（图3-116）

❸ 气滞血瘀者，仰卧位加刮期门、归来、内关、地机、光明、阳辅穴。（图3-130、图3-131）

❹ 寒湿凝滞者，仰卧位加刮气海、水道、阴市穴。俯卧位加刮命门。（图3-132、图3-133）

❺ 气血虚弱者，仰卧位补法加刮中脘、气海、足三里，俯卧位补法加刮心俞、脾俞。（图3-46、图3-39、图3-42）

❻ 肝肾不足者，仰卧位补法加刮太冲、太溪，俯卧位加刮肾俞。（图3-38、图3-30）

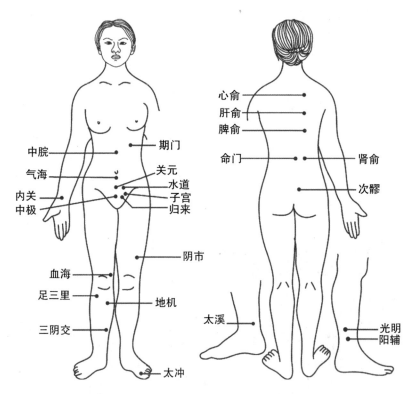

图 3-129 痛经刮痧部位图解

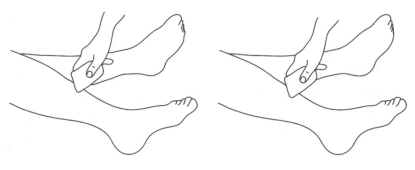

图 3-130 刮光明

图 3-131 刮阳辅

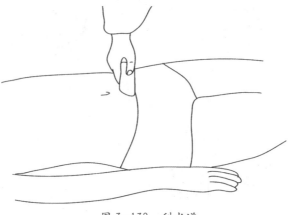

图 3-132　刮水道

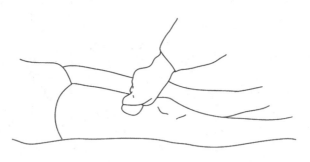

图 3-133　刮阴市

【注意事项】

❶ 注意经期卫生，勤换卫生巾和内裤。

❷ 月经期禁止房事。

❸ 注意保暖，忌涉水、游泳。

❹ 避免精神紧张、恐惧、忧虑和烦恼。

❺ 适当进行体育锻炼和体力劳动，不宜做剧烈运动，注意休息。

第二十六节　闭经

闭经又称经闭，是妇女常见的一种症状，分原发性和继发性两种。妇女超过 18 岁仍不来月经叫原发性闭经；已经建立了正常月经周期后，连续 3 个月以上不来月经叫继发性闭经。青春期前、妊娠后、哺乳期及绝经期后的闭经是正常生理现象，不属于病态。子宫发育异常，如先天性无子宫、刮宫过深、子宫内膜结核，以及先天性无卵巢、放疗破坏了卵巢组织，或患有严重贫血、慢性肾炎、糖尿病、甲状腺及肾上腺功能亢进或减退，环境改变，惊吓，恐惧，过度紧张，劳累等原因均可引起闭经的发生。

【穴位选配】关元、水道、中极、子宫、血海、三阴交、次髎、中都、交信、水泉、太冲、肝俞、肾俞、中脘、气海、足三里、太白、膏肓、心俞、脾俞、支沟、合谷、曲泉、地机、膈俞、水分、阴陵泉、丰隆、商丘、三焦俞。（图 3-134）

【刮拭方法】

❶ 患者取仰卧位，刮拭关元、水道、中极、子宫、血海、三阴交。然后俯卧位刮拭次髎，根据病情虚实，分别施以不同的补泻手法。（图 3-33、图 3-132、图 3-126、图 3-115、图 3-60、图 3-66、图 3-116）

❷ 肝肾不足者，仰卧位补法加刮中都、交信、水泉、太冲。俯卧位补法加刮肝俞、肾俞。（图 3-135）

❸ 气血虚弱者，仰卧位补法加刮中脘、气海、足三里、太白。俯卧位补法加刮膏肓、心俞、脾俞。（图 3-136）

❹ 气滞血瘀者，于仰卧位加刮支沟、合谷、曲泉、地机穴，俯卧位加刮膈俞、肝俞。（图 3-137）

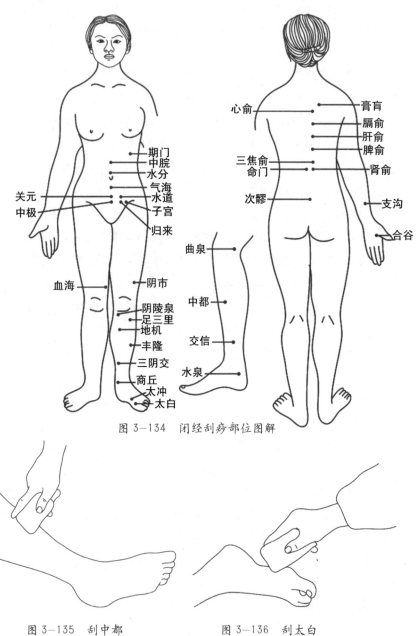

图 3-134 闭经刮痧部位图解

图 3-135 刮中都

图 3-136 刮太白

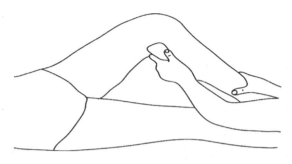

图 3-137　刮曲泉

❺ 痰湿阻滞者，仰卧位加刮水分、阴陵泉、丰隆、商丘，俯卧位加刮脾俞、三焦俞。（图 3-138、图 3-139）

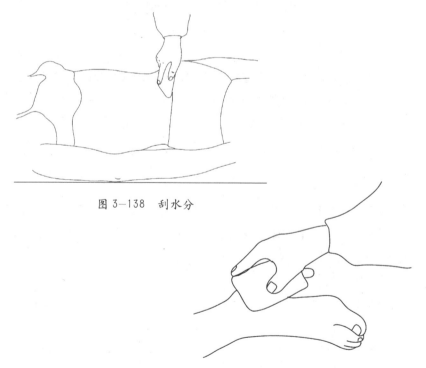

图 3-138　刮水分

图 3-139　刮商丘

【注意事项】

❶ 注意将闭经和早期妊娠相鉴别。

❷ 避免过度疲劳和精神刺激，调适情志，劳逸结合，适当参加体育锻炼。

❸ 调节饮食，注意蛋白质等的摄入，避免过分节食或减肥，造成营养不良引发此病。

❹ 哺乳期不宜过长。

❺ 注意经期及产褥期卫生。

第二十七节　子宫脱垂

子宫脱垂是指子宫从正常位置沿阴道下滑至阴道外口，甚至全部脱出阴道外的一种妇科疾病。临床表现为下腹、阴道、会阴部有下坠感，伴有腰背酸痛，自觉有物从阴道脱出，行走、劳作、咳嗽、排便、下蹲时更加明显。

【穴位选配】百会、阴交、气海、关元、子宫、曲骨、三阴交、照海、中脘、维胞、足三里、脾俞、提托、大赫、曲泉、命门、肾俞、阴陵泉、蠡沟、行间。（图3-140）

【刮拭方法】

❶ 患者取仰卧位，刮拭百会、阴交、气海、关元、子宫、曲骨、三阴交、照海。（图3-141、图3-142）

❷ 脾气虚者，仰卧位补法加刮中脘、维胞、足三里。俯卧位，补法加刮脾俞。（图3-143）

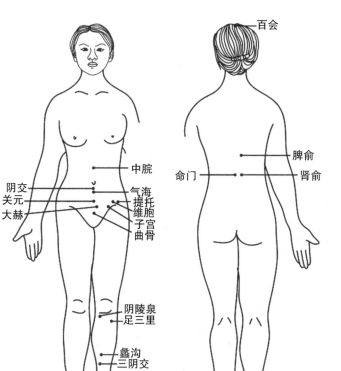

图 3-140 子宫脱垂刮痧部位图解

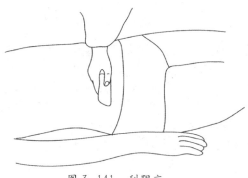

图 3-141 刮阴交

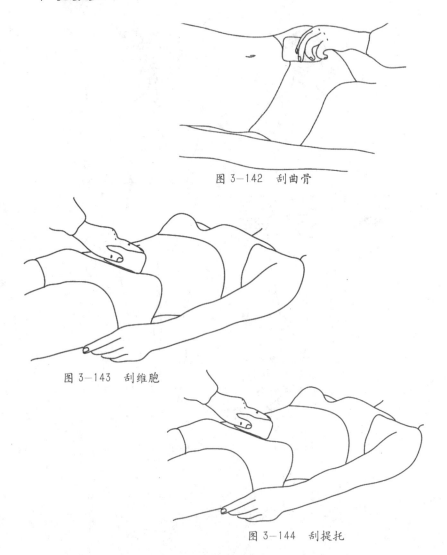

图 3-142　刮曲骨

图 3-143　刮维胞

图 3-144　刮提托

❸ 肾气虚者，仰卧位补法加刮提托、大赫、曲泉。俯卧位，补法加刮命门、肾俞。（图 3-144、图 3-145）

❹ 湿热下注者，仰卧位加刮阴陵泉、蠡沟、行间。（图 3-82、图 3-128）

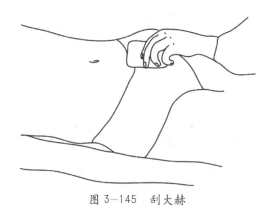

图 3-145　刮大赫

【注意事项】

❶ 产后保持侧卧姿势，防止子宫后倾；调节饮食，保持大便通畅。

❷ 经常做提肛运动，增加韧性，促进功能恢复。

第二十八节　阳痿

阳痿是指男子未到性功能减退时期，出现阴茎不能勃起或勃起不坚，不能进行正常性生活的一种症状。少数患者因器质性病变引起，如生殖器损伤、畸形或睾丸病变等；大多数患者因心理、精神、神经功能、慢性疾病等因素致病，如房事过度、神经衰弱、生殖腺功能不全、糖尿病、长期饮酒、过量吸烟等。

【穴位选配】命门、肾俞、次髎、阴陵泉、足三里、太溪。（图 3-146）

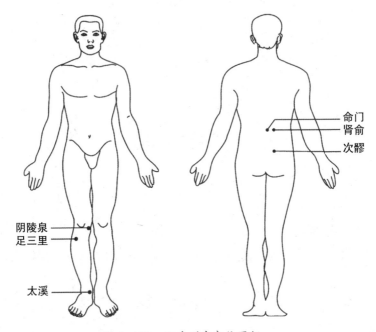

图 3-146　阳痿刮痧部位图解

【刮拭方法】

❶ 泻刮命门、肾俞、次髎，各 30 次。（图 3-147）

❷ 刮拭阴陵泉、足三里、太溪，各 30 次。（图 3-148）

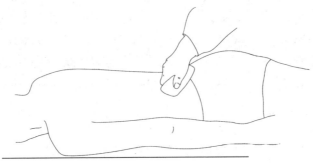

图 3-147　刮命门

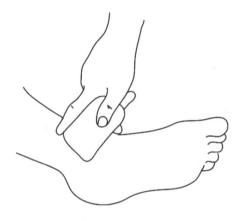

图 3-148　刮太溪

【注意事项】

❶ 宜积极治疗引发本病的其他疾病，避免房事过度，戒烟酒。

❷ 劳逸结合，适当锻炼，消除紧张情绪。

第二十九节　遗精

遗精是指无性交而精液自行外泄的一种男性疾病。如果有梦而遗精者称为梦遗；无梦而遗精者，甚至清醒的时候精液自行流出称为滑精。无论是梦遗还是滑精统称为遗精。发育成熟的男性，每月偶有 1～2 次遗精，且次日无任何不适者，属正常生理现象；但一周数次或一日数次，并伴有精神萎靡、腰酸腿软、心慌气喘等症状则属于病理性。

　　【穴位选配】心俞、命门、志室、肾俞、次髎、关元、足三里、三阴交、太溪。（图 3-149）

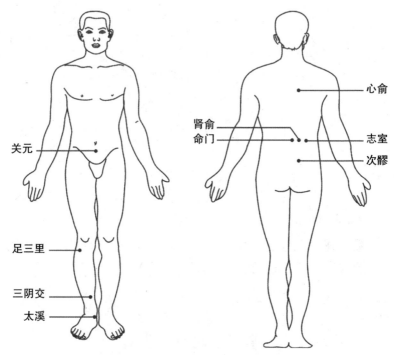

图 3-149 遗精刮痧部位图解

【刮拭方法】

❶ 泻刮心俞、命门、志室、肾俞、次髎，各30次或至出痧。（图3-150）

❷ 点揉关元30次或至局部酸麻。（图3-33）

❸ 刮拭足三里、三阴交、太溪，各30次。（图3-151）

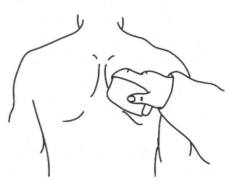

图 3-150　刮心俞

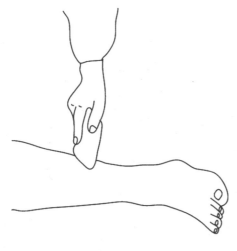

图 3–151　刮三阴交

【注意事项】

❶ 养成正常的生活习惯，婚后保持正常的性生活。

❷ 经常更换内裤，保持性器官清洁卫生。

❸ 调整睡眠习惯，夜间睡眠时下身及足部不宜过暖，睡眠姿势以仰卧、侧卧为宜。

❹ 调适情志，注意饮食营养，节制醇酒厚味。

第三十节　牙痛

牙痛是指牙齿因某种原因引起的疼痛，除有齿痛外，还伴有牙龈肿胀、牙龈出血，或牙齿松动等。

【穴位选配】 下关、颊车、合谷、内庭、风池、外关、劳宫、三间、厉兑、太溪、行间、颧髎、水沟、承浆、大迎、二间、阳谷、角孙、小海、太阳。（图 3–152）

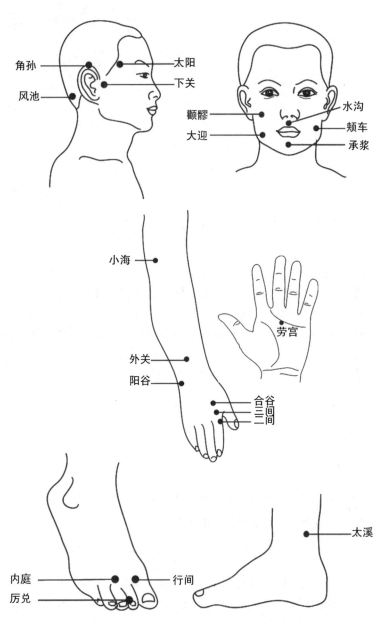

图 3-152 牙痛刮痧穴位图解

【刮拭方法】

❶ 患者取坐位或仰卧位，刮拭下关、颊车、合谷、内庭。（图 3-35）

❷ 风热牙痛泻法加刮风池、外关。（图 3-45、图 3-87）

❸ 胃火牙痛泻法加刮劳宫、三间、厉兑。（图 3-153、图 3-154、图 3-155）

❹ 肾虚牙痛补法加刮太溪、泻法加刮行间。（图 3-156）

❺ 上牙痛加刮颧髎、水沟，下牙痛加刮承浆，龋齿牙痛加刮大迎、二间、阳谷。（图 3-157、图 3-158、图 3-159、）

❻ 牙龈肿痛加刮角孙、小海。（图 3-160、图 3-161）

❼ 头痛加刮太阳。（图 3-59）

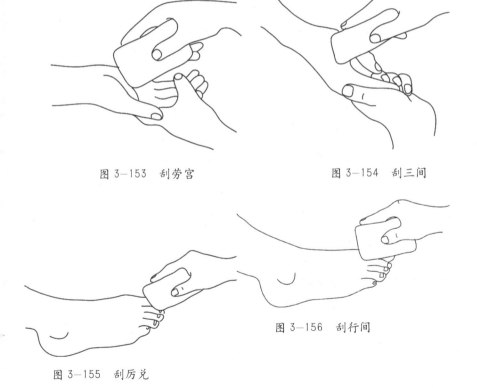

图 3-153 刮劳宫　　　　　　图 3-154 刮三间

图 3-156 刮行间

图 3-155 刮厉兑

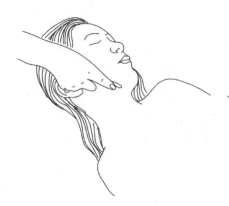

图 3-157　刮大迎

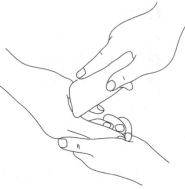

图 3-158　刮二间

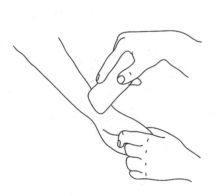

图 3-159　刮阳谷

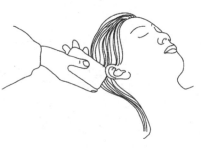

图 3-160　刮角孙

【注意事项】刮痧对牙痛能
起到止痛的效果，但对龋齿、牙
龈炎只起到即时止痛的效果，必
须配合牙科治疗。

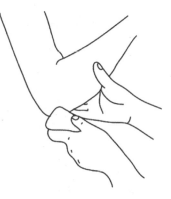

图 3-161　刮小海

4

第四章
刮痧保健

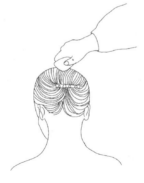

第一节　几个常用的强壮穴

　　常用的强壮穴有百会、内关、足三里、涌泉、合谷，一般我们可每日点揉、点按这5个穴，每日一到两次，长期坚持下去，能强壮脏腑，扶正祛邪。（图4-1～图4-7）

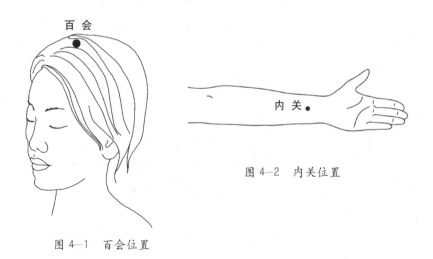

图4-1　百会位置

图4-2　内关位置

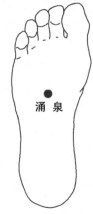

图 4-3　涌泉位置

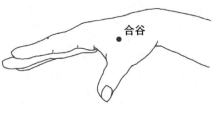

图 4-4　合谷位置

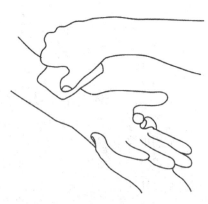

图 4-6　点按内关

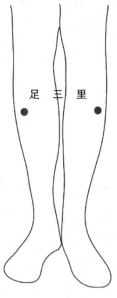

图 4-5　足三里位置

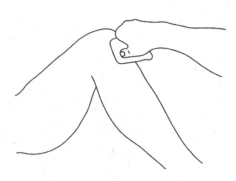

图 4-7　点按足三里

第二节　头部保健刮痧

头部保健刮痧操作方法如下（图 4-8）：

1. 以百会为起点，经四神聪分别向前、后、左、右四个方向各刮拭 30 次。向前从百会刮至神庭，向后从百会刮至风府，左、右方向分别从百会刮至左、右耳尖上。

2. 从头维刮至太阳，左、右各 30 次；再从百会刮至太阳，左、右各 30 次。

3. 从枕骨经风府、哑门刮至

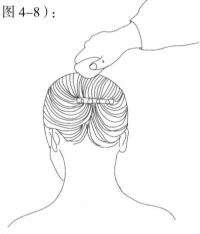

图 4-8　刮头部

后发际处，刮 30 次；再从风府排刮至翳风，左、右各 30 次。

4. 从头维沿耳郭，经耳尖、耳后刮至风池，左、右各 30 次。

5. 从左至右排刮全头部，从前发际刮至后发际，刮 30 次。

第三节　颈肩腰背部保健刮痧

◆ 颈肩部保健刮痧（图4-9）

❶ 从上到下刮拭风府、哑门、大椎、身柱、至阳 30 次。

❷ 从风池、天柱向左、右肩部刮拭肩井、肩中俞、肩外俞、秉风、臑俞 30 次。

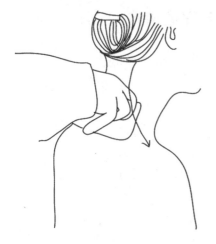

图 4-9 刮颈肩部

◆ **腰部保健刮痧（图4-10）**

❶ 从上到下刮拭督脉穴位群，从大椎刮至长强，分两段刮拭，第一段从大椎刮至腰阳关，第二段从腰阳关刮至长强，各30次。

❷ 从上到下刮拭夹脊膀胱经穴位群，分两段刮拭，第一段从大杼刮至大肠俞，第二段从大肠俞刮至会阳，各30次。

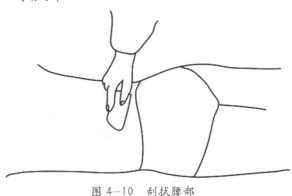

图 4-10 刮拭腰部

◆ **背部保健刮痧（图4-11、图4-12）**

❶ 沿脊椎从大椎刮至脊中30次。

❷ 沿夹脊膀胱经从大杼刮至胆俞，左右各30次。

❸ 以夹脊膀胱经为起点，分别向左、右两肩方向刮拭，从上到下排刮，上刮至肩井、秉风、臑俞、肩贞，下刮至膈关、魂门，各刮30次。

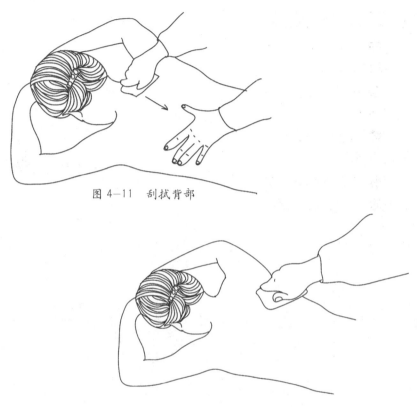

图 4-11 刮拭背部

图 4-12 点按华佗夹脊穴

第四节 胸腹部保健刮痧

◆ 胸部（图4-13）

❶ 从天突经膻中刮至中脘 30 次。

❷ 以任脉为起点，沿胸肋骨间隙从内到外上方刮拭；从第一、第二肋骨间隙逐一向下刮至第七、第八肋骨间隙；上刮至云门、中府，中刮至胸乡、天溪（乳头处禁刮），下刮至期门、日月，左右两侧各 30 次。

◆ **腹部**（图4-14）

❶ 从中脘刮至曲骨（肚脐禁刮）30 次。

❷ 从梁门经天枢刮至气冲 30 次。

❸ 从腹哀经腹结刮至府舍 30 次。

❹ 先刮腹中线，后刮左腹侧，再刮右腹侧。

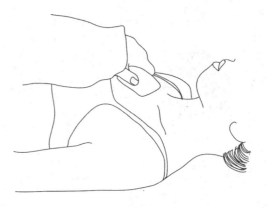

图 4-13 刮拭胸部

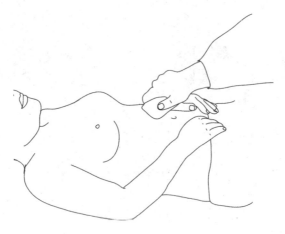

图 4-14 刮拭腹部

第五节 四肢保健刮痧

四肢保健操作方法如下（图 4-15、图 4-16、图 4-17、图 4-18、图 4-19 ~ 图 4-26）：

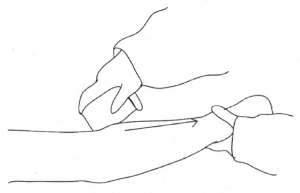

图 4-15　刮曲池至商阳

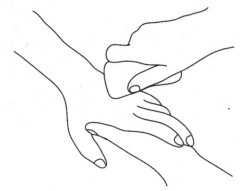

图 4-16　刮天井至关冲

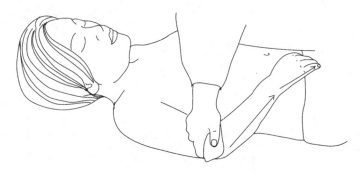

图 4-17　刮小海至少泽

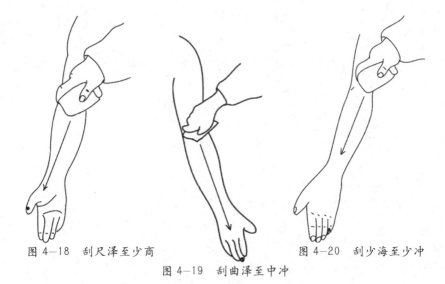

图 4-18 刮尺泽至少商

图 4-19 刮曲泽至中冲

图 4-20 刮少海至少冲

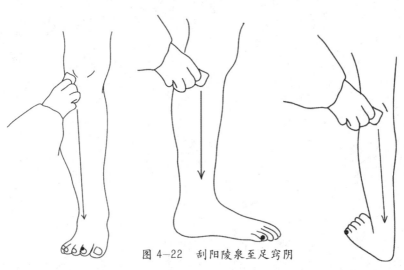

图 4-22 刮阳陵泉至足窍阴

图 4-21 刮挟鼻至厉兑

图 4-23 刮委中至至阴

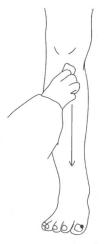

图 4-24　刮阴陵泉至隐白

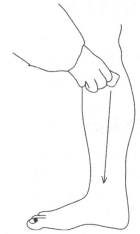

图 4-25　刮膝关至大敦

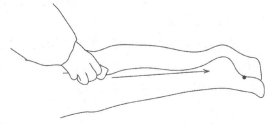

图 4-26　刮阴交至涌泉

◆ 上肢外侧手三阳经

❶ 手阳明大肠经曲池刮至商阳。

❷ 手少阳三焦经天井刮至关冲。

❸ 手太阳小肠经小海刮至少泽。

◆ 上肢内侧手三阴经

❶ 手太阴肺经尺泽刮至少商。

❷ 手厥阴心包经曲泽刮至中冲。

❸ 手少阴心经少海刮至少冲。

◆ **下肢外后侧足三阳经**

❶ 足阳明胃经犊鼻刮至厉兑。

❷ 足少阳胆经阳陵泉刮至足窍阴。

❸ 足太阳膀胱经委中至刮至阴。

◆ **下肢内侧足三阴经**

❶ 足太阴脾经阴陵泉刮至隐白。

❷ 足厥阴肝经膝关刮至大敦。

❸ 足少阴肾经阴交刮至涌泉。

第六节　手部保健刮痧

点合谷、劳宫、大陵、中渚、液门，用刮板的厚边从阳池依次向指尖方向刮拭 3 ~ 5 次。重点刮拭第二掌的桡侧缘。（图 4-27、图 4-28、图 4-29、图 4-30、图 4-31）

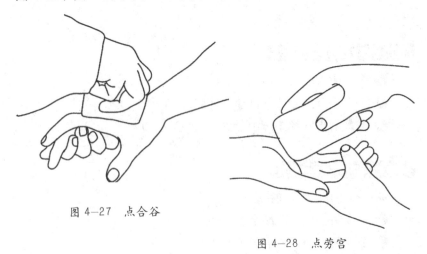

图 4-27　点合谷

图 4-28　点劳宫

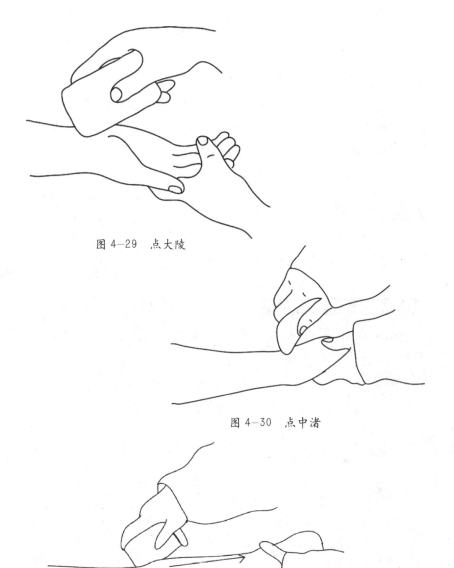

图 4-29　点大陵

图 4-30　点中渚

图 4-31　点液门

第七节　足部保健刮痧

足部的保健刮痧是在相应的穴位及反射区施以点揉、按揉等手法。在刮痧之前最好用热水泡一下脚，以舒经活血，并涂以润滑油。

◆ 全足刮拭

从足踝部刮至足趾尖，从足背刮至足底，以皮肤微红充血为度。（图4-32）

◆ 点刮涌泉穴、太冲穴

点揉脑、脾、肠胃、心等反射区。（图4-33、图4-34、图4-35）

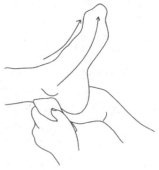

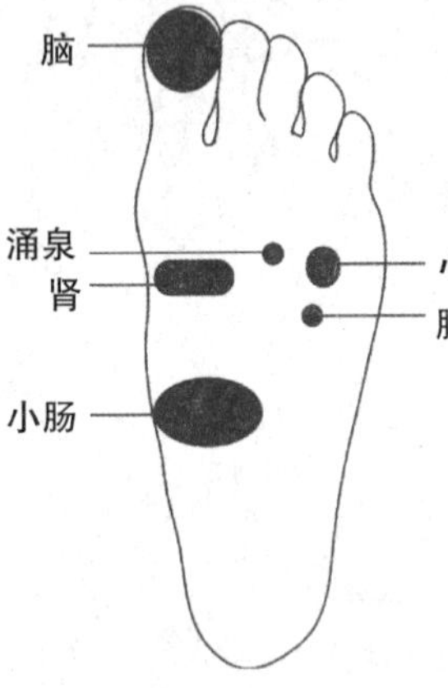

图 4-32　从足踝刮至足趾方向

脑

涌泉
肾
心
脾

小肠

图 4-33　足部保健穴位

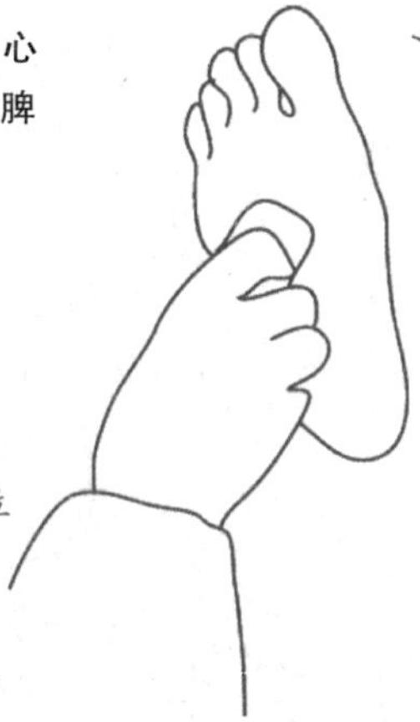

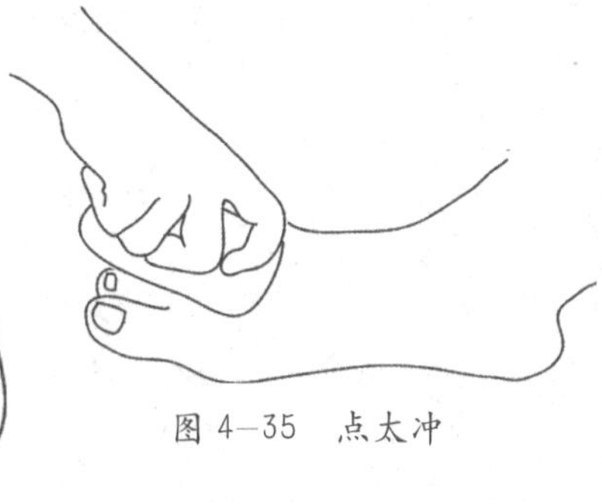

图 4-35　点太冲

图 4-34　点涌泉

5

第五章
刮痧美容美体

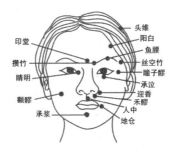

印堂　　　　　　　　　头维
　　　　　　　　　　　阳白
攒竹　　　　　　　　　鱼腰
睛明　　　　　　　　　丝空竹
颊髎　　　　　　　　　瞳子髎
　　　　　　　　　　　承泣
承浆　　　　　　　　　迎香
　　　　　　　　　　　禾髎
　　　　　　　　　　　人中
　　　　　　　　　　　地仓

美目、润肤养颜
乌发润发、丰胸
纤腰、美腿

第一节　美目

◆ 黑眼圈

　　黑眼圈是指眼眶部位的眼皮颜色较暗所呈现的形象。主要由于熬夜、情绪不稳定、眼部疲劳、人体衰老、月经期贫血、静脉血管流速过于缓慢和眼睛周围皮肤里的毛细血管的血液流动受到阻碍以及皮下有黑色素沉淀而造成。黑眼圈多发生于年纪较大的人，年纪越大眼睛守卫的皮下脂肪变得愈薄，所以黑眼圈就更加明显。

　　【穴位选配】睛明、承泣、四白、心俞、肝俞、脾俞、肾俞、光明。（图5-1）

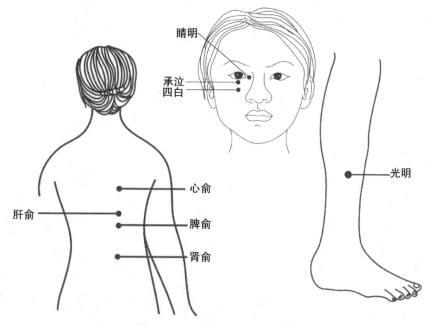

图 5-1　黑眼圈刮痧穴位图解

【刮拭方法】

❶ 取坐位或仰卧位，操作者站于其对侧，在刮拭部位涂抹刮痧介质后，用平补平泻法，从里向外刮拭眼周睛明、承泣、四白穴，注意在刮眼周穴位时，应用刮板角，手法轻柔，以免刮伤眼周皮肤。（图 5-2）

❷ 取坐位，在背部涂抹刮痧介质，由上至下刮拭心俞穴、肝俞、脾俞、肾俞穴，刮至皮肤出现紫红色痧痕为度。（图 5-3）

❸ 最后取俯卧位，在涂抹刮痧介质后，由上至下刮拭小腿部光明穴。刮至皮肤出现紫红色痧痕为度。

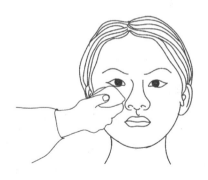

图 5-2　刮眼周穴位

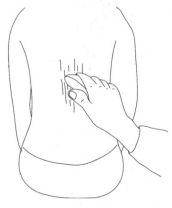

图 5-3　刮拭背部穴位

◆ 眼袋

眼袋是指下眼睑部组织松弛、眶隔内脂肪堆积过多，或眶内脂肪组织经眶隔的薄弱部位向外疝出，造成下眼睑皮肤下垂而且臃肿的袋状畸形。

眼袋的产生有原发和继发两种。原发者往往有家族史，多见于年轻人，眶内脂肪过多为主要原因；继发者则多见于中老年人，是因下眼睑支持组织结构薄弱松弛引起。由于个体的差异以及组织老化程度的不同，眼袋所呈现的形态也不大相同。

【穴位选配】睛明、承泣、四白、心俞、脾俞、肾俞、足三里、三阴交。（图 5-4、图 5-1）

【刮拭方法】

❶ 取坐位或仰卧位，操作者站于其对侧，在刮拭部位涂抹刮痧介质后，从里向外用平补平泻法刮拭眼周睛明、承泣、四白穴，注意在刮眼周穴位时，应用刮板角，手法应轻柔，以免刮伤眼周皮肤。（图 5-2）

❷ 在患者背部均匀涂抹刮痧介质，再由上至下用平补平泻法刮拭心俞、脾俞、肾俞穴，刮至皮肤出现紫红色痧痕为度。（图 5-3）

❸ 若患者伴有失眠，在手腕刮拭部位涂抹刮痧介质后，刮拭神门穴，至局部出现痧痕为止。（图 3-125）

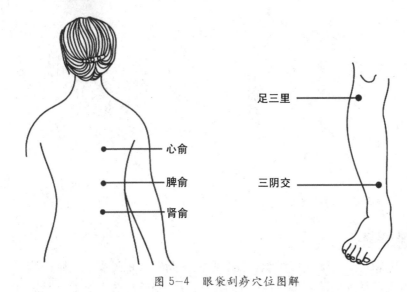

图 5—4　眼袋刮痧穴位图解

❹ 最后嘱患者取坐位或仰卧位,在小腿刮拭部位涂抹刮痧介质,然后由上至下刮足三里、三阴交,刮至皮肤出现紫红色痧点为止。(图3-5、图 3-66）

第二节　润肤养颜

刮痧板宜选用玉板或水牛角板,刮拭前应先给面部涂些美容液或润肤油等可起美肤润滑作用的物质,刮后可再做热敷5 ~ 10分钟。一般美容保健的刮痧每天都可以做,10次为一个疗程,疗程间间隔一周,只要持之以恒,定会收到满意效果。

【穴位选配】印堂、阳白、头维、攒竹、鱼腰、丝竹空、瞳子髎、承泣、睛明、地仓、迎香、颧髎、颊车、听会、下关、角孙、翳风、承浆、人中、禾髎、曲池、内关、合谷、足三里、三阴交。(图 5-5)

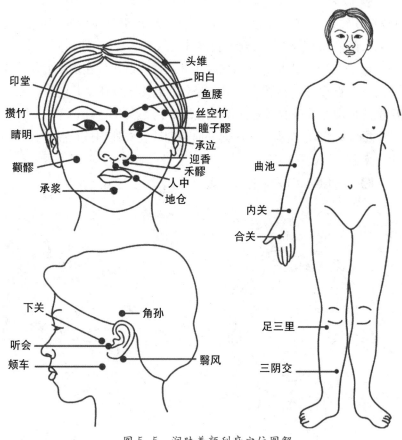

图 5-5 润肤养颜刮痧穴位图解

【刮拭方法】

❶ 前额部：以刮板的钝角轻点印堂穴，由此用刮板的厚边向前发际方向依次刮拭，再由前额中间向两边依次刮拭，点阳白、头维穴。（图5-6）

❷ 眼周部：由印堂穴处开始沿眼眶边缘做"∞"字刮拭，手法宜轻，途经攒竹、鱼腰、丝竹空、瞳子髎、承泣、睛明等穴时稍加点按；再从太阳穴处斜向头维方向轻轻刮拭，点头维穴。（图5-7）

❸ 面颊部：由地仓穴斜向鬓角处刮拭，以刮板在皮肤上轻轻刮动为宜，点迎香、颧髎、颊车、听会、下关、角孙，并由角孙沿耳后呈弧形刮至耳后的翳风，并施用点按手法。（图3-16）

❹ 口唇部：点承浆，由此分向两侧地仓穴处刮拭，点地仓、人中、禾髎。（图5-8）

❺ 点曲池、内关、合谷、足三里、三阴交。（图5-9）

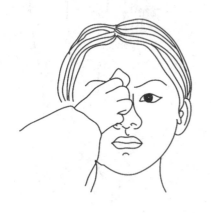

图5-6　点印堂

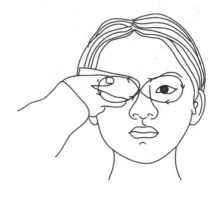

图5-7　"∞"字刮法

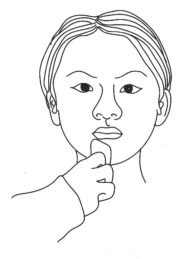

图 5-8　点承浆

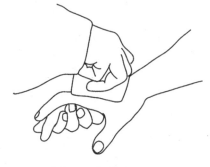

图 5-9　点合谷

第三节　乌发润发

中医认为："发为血之余"，肾"其华在发"，人体肾气充足，气血充盛，则毛发润泽茂密。头部保健刮痧法可迅速改善头皮部的血液循环，促使新陈代谢旺盛，增加发根的营养成分，达到乌发固发的目的。另外还具有清头明目，醒脑开窍，调节脏腑功能，提高机体免疫力等作用。由于头发的原因，不需要涂抹刮痧油，直接用刮板的边缘、角部刮拭全头部，每天刮拭 2 ~ 3 次。

【穴位选配】百会穴、风池、肺俞、心俞、膈俞、肝俞、脾俞、胃俞、肾俞。(图 5-10)

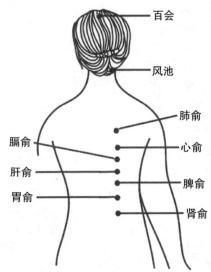

图 5-10　乌发润发刮痧穴位图解

【刮拭方法】

❶ 从头维及前鬓角处开始，用刮板的角从前向后依次呈弧形刮至风池及后发际处。手法宜重。（图 5-11）

❷ 以百会穴为界，将头顶部分为前后两部分，先由头顶部利用刮板的角向前依次刮至前额发际处，再由头顶向后依次刮至后颈发际处，令整个头皮发热。（图 5-12）

❸ 刮背部的肺俞、心俞、膈俞、肝俞、脾俞、胃俞、肾俞。（图 5-3）

❹ 酌情选配血海、足三里、三阴交、曲池、内关等穴刮拭。足三里、三阴交用补法，曲池、内关用平补平泻法。（图 5-13）

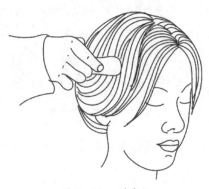

图 5-11　刮头维

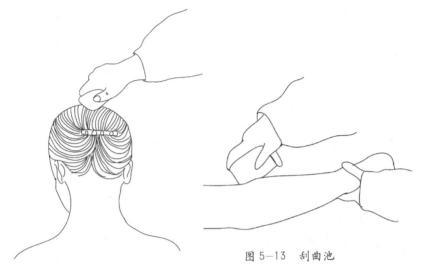

图 5-13　刮曲池

图 5-12　刮百会

第四节　丰胸

丰满的胸部是女性曲线美的重要部分，女性的乳房以丰满而有弹性、两侧对称、大小适中为健美。中医学认为，乳头属厥阴肝经，乳房属足阳明胃经，肝主气机疏泄，脾胃主运化水谷精微，所以乳房的发育、丰满与人的情志是否舒畅、气血运行是否通达有密切的关系。此外，女性乳房的发育和丰满还与肾的精气有关，当女子"肾气盛，天癸至"的时候，乳房也开始隆起，因此，乳房的美容保健重在肝、肾、脾、胃等脏腑经络。

【穴位选配】乳四穴（以乳头为中心的垂直水平线上，分别距乳头 2 寸）、足三里、三阴交、太冲。（图 5-14）

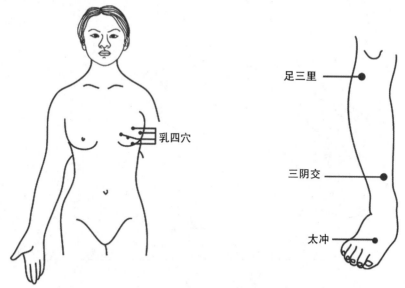

足三里

三阴交

太冲

乳四穴

图 5-14　丰胸刮痧穴位图解

【刮拭方法】患者取仰卧位，先在刮拭部位均匀涂抹刮拭介质，然后由外向内用泻法刮乳四穴，再刮拭下肢足三里、三阴交和太冲穴，以局部皮肤呈现红色斑点为度。在刮拭乳四穴时手法应稍轻。(图3-5、图3-66、图3-38、图5-15)

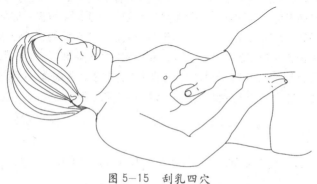

图 5-15　刮乳四穴

第五节　纤腰

一般来说，腰围与臀围的比率约为 0.72，如果比率低于 0.72，就属于标准的梨形身材，如果比率高于 0.72，就属于苹果形身材，如果达到 0.8，则是典型的水桶腰了。腰臀比率越大，其患心脏病以及冠状血管疾病的几率就越大。如腰臀比率为 0.72 ~ 0.75，危险系数提升 50%，腰臀比率为 0.76 ~ 0.83，危险系数提升 102%，腰臀比率为 0.83 ~ 0.87，危险系数提升到 128%。女性腰腹部最容易囤积脂肪，因此日常生活中要注意多做健美锻炼，控制饮食，养成良好的生活习惯。逐渐减轻体重，减少腰腹部的脂肪，使腰臀比率随之下降，危险性减少。

【穴位选配】脾俞、胃俞、腰阳关、腰俞、天枢、足三里。（图 5-16）

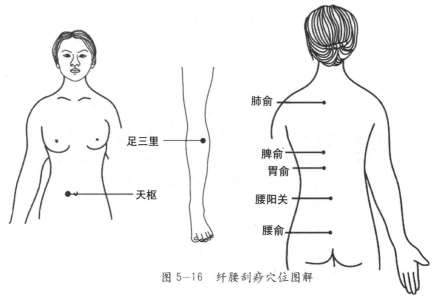

足三里

天枢

肺俞

脾俞

胃俞

腰阳关

腰俞

图 5-16　纤腰刮痧穴位图解

【刮拭方法】

❶ 在刮拭处涂抹刮痧介质，采用泻法，自上而下，刮拭脾俞、胃俞、腰阳关、腰俞，刮至局部皮肤出现紫红色痧痕为度。（图 5-17）

❷ 再嘱患者取仰卧位，在刮拭部位均匀涂抹刮痧介质后，采用泻法，由上而下刮拭天枢、足三里穴，刮至局部皮肤出现痧痕为度。（图 3-34、图 3-5）

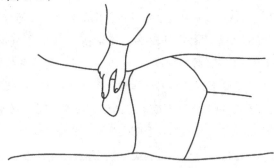

图 5-17　刮腰阳关

第六节　美腿

腿部所占身高比例大小以及腿部的匀称性是影响整体美观的重要环节。腿部的长度过短会给人以身材矮小、比例失调的感觉；如果腿部赘肉过多、大腿与小腿粗细不均匀都会影响美观。

【穴位选配】承扶、委中、承山、风市、悬钟、伏兔、足三里、三阴交、血海。（图 5-18）

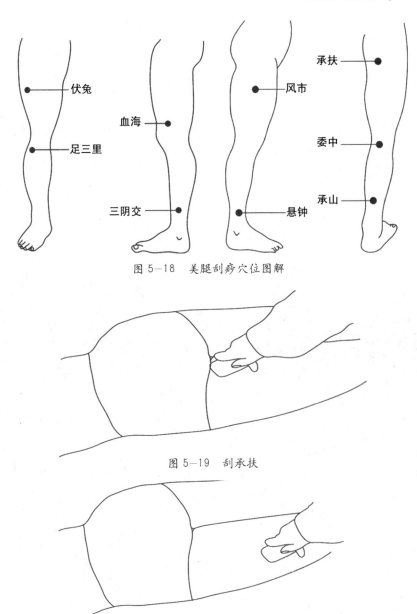

图 5-18　美腿刮痧穴位图解

图 5-19　刮承扶

图 5-20　刮风市

【刮拭方法】

❶ 嘱患者取俯卧位，术者站于患者一侧，在刮拭部位均匀涂抹刮痧介质后，采用泻法，自上而下，刮拭承扶、委中、承山，刮至局部皮肤出现紫红色痧痕为度。（图 5-19）

❷ 再嘱患者取俯卧位，在刮拭部位均匀涂抹刮痧介质后，采用泻法，自上而下刮拭风市、伏兔、血海、足三里、三阴交各穴，刮至局部皮肤出现痧痕为度。（图 5-20）